中医非物质文化遗产临床经典读本

第一辑

重楼玉钥

（第二版）

清·郑梅涧◎著

李玉清　步瑞兰　曹金虎◎校注

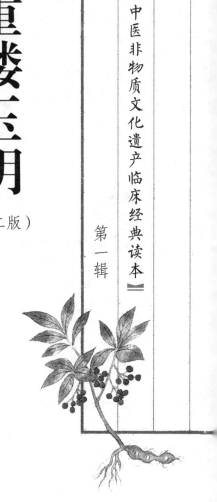

U0206087

中国健康传媒集团

中国医药科技出版社

图书在版编目（CIP）数据

重楼玉钥 / （清）郑梅涧著；李玉清，步瑞兰，曹金虎校注 . —2 版 .
— 北京：中国医药科技出版社，2019.7

（中医非物质文化遗产临床经典读本）

ISBN 978−7−5214−0844−7

Ⅰ.①重…　Ⅱ.①郑…②李…③步…④曹…　Ⅲ.①中医五官
科学—耳鼻咽喉科学—中国—清前期　Ⅳ.① R276.1

中国版本图书馆 CIP 数据核字（2019）第 036193 号

美术编辑　陈君杞
版式设计　也　在

出版　**中国健康传媒集团**｜中国医药科技出版社

地址　北京市海淀区文慧园北路甲 22 号

邮编　100082

电话　发行：010 − 62227427　　邮购：010 − 62236938

网址　www.cmstp.com

规格　880 × 1230mm $\frac{1}{32}$

印张　2 $\frac{3}{4}$

字数　57 千字

初版　2010 年 12 月第 1 版

版次　2019 年 7 月第 2 版

印次　2019 年 7 月第 1 次印刷

印刷　三河市百盛印装有限公司

经销　全国各地新华书店

书号　ISBN 978−7−5214−0844−7

定价　**12.00 元**

获取新书信息、投稿、为图书纠错，请扫码联系我们。

《重楼玉钥》系清·郑宏纲在其父郑于丰所得喉科秘本的基础上编著，后经其子郑枢扶补充而成。本书共二卷，上卷17篇，有咽喉说、咽喉总论、诸风秘论、阴阳论、辨面色论、坏症须知、喉风三十六证名目、喉风诸方、证治汤头备录、梅涧论证一则、论喉间发白治法及所忌诸药等；下卷39篇，内容涉及喉风针诀、针刺手法、补泻要诀、人神所在禁忌针灸歌、禁针穴歌、制针法、煮针药方、十二经脉循行及穴位位置、针法及主治病证等方面。本书以一方统治喉风三十六证、立养阴清肺汤治白喉、重视针刺疗法，对后世喉科疾病的治疗影响较大，是临床大夫、中医院校师生必备的参考书。

内容提要

《中医非物质文化遗产临床经典读本》

编委会

出版者的话

　　中国从有文献可考的夏、商、周三代，就进入了文明的时代。中国人认为自己是炎黄的子孙，若以此推算，中国的文明史可以追溯到五千年前。中华民族崇尚自然，形成了"天人合一"的信仰，中医学就是在这种信仰的基础上产生的一种传统医学。

　　中医的起源可以追溯到炎帝、黄帝时期，根据考古、文献记载和传说，炎帝神农氏发明了用药物治病，黄帝轩辕氏创造脏腑经脉知识，炎帝和黄帝不仅是中华民族的始祖，也是中医的缔造者。

　　大约在公元前1600年，商代的伊尹发明了用"汤液"治病，即根据不同的证候把药物组合在一起治疗疾病，后世称这种"汤液"为"方剂"，这种治病方法一直延续到现在。由此可见，中华民族早在3700多年前就发明了把各种药物组合为"方剂"治疗疾病，实在令人惊叹！商代的彭祖用养生的方法防治疾病，中国人重视养生的传统至今深入民心。根据西汉司马迁《史记》的记载，春秋战国时期的秦越人扁鹊善于诊脉和针灸，西汉仓公淳于意善于辨证施治。这些世代传承积累的医药知识，到了西汉时期已蔚为大观。汉文帝下诏命刘向等一批学者整理全国的图书，整理后的图书分为六大类，即六艺、诸子、诗赋、兵书、术数、方技，方技即医学。刘向等校书，前后历时27年，是对中国历史文献最为壮观的结集、整理、研究，真正起到了上对古人、下对子孙后代的承前启后的作用。后之学者，欲考中国学术的源流，可以此为纲鉴。

这些记载各种医学知识的医籍，传之后世，被遵为经典。医经中的《黄帝内经》，记述了生命、疾病、诊疗、药物、针灸、养生的原理，是中医学理论体系形成的标志。这部著作流传了 2000 多年，到现在，仍被视为学习中医的必读之书，且早在公元 7 世纪，就传播到了周边一些国家和地区，近代以来，更是被翻译成多种语言，在世界许多国家广泛传播。

经方医籍中记载了大量以方治病和药物的知识，其中有《汤液经法》一书，相传是伊尹所作。东汉时期，人们把用药的知识编纂为一部著作，称《神农本草经》，其中记载了 365 种药物的药性、产地、采收、加工和主治等，是现代中药学的起源。中国历代政府重视对药物进行整理规范，著名的如唐代的《新修本草》、宋代的《证类本草》，到了明代，著名医学家李时珍历经 30 余年研究，编撰了《本草纲目》一书，在世界各国产生了广泛影响。

东汉时期的张仲景，对医经、经方进行总结，创造了"六经辨证"的理论方法，编撰了《伤寒杂病论》，成为中医临床学的奠基人，至今仍是指导中医临床的重要文献。这部著作早在公元 700 年左右就传到日本等国家和地区，一直受到重视。

西晋时期，皇甫谧将《素问》《针经》和《黄帝明堂经》进行整理，编纂了《针灸甲乙经》，系统地记录了针灸的理论与实践，成为学习针灸的经典必读之书，一直传承到现在。这部著作也被翻译成多种语言，在世界各地广泛传播。

中医学在数千年的发展历程中，创造积累了丰富的医学理论与实践经验，仅就文献而言，保存下来的中医古籍就有 1 万余种。中医学独特的思想与实践，在人类社会关注健康、重视保护文化多样性和非物质文化遗产的背景下，显现出更加旺盛的生命力。

中医药学与中华民族所有的知识一样，是"究天人之际"的学问，所以，中国的学者们信守着"究天人之际，通古今之变，成一家之言"的至理。《素问·著至教论篇》记载黄帝与雷公讨论医道说："而道，上知天文，下知地理，中知人事，可以长久。以教众庶，亦不疑殆。医道论篇，可传后世，可以为宝。"这段话道出了中医学的本质。中医是医道，医道是文化、是智慧，《黄帝内经》中记载的都是医道。医道是究天人之际的学问，天不变，道亦不变，故可以长久，可以传之后世，可以为万世之宝。

医道可以长久，在医道指导下的医疗实践，也可以长久。故《黄帝内经》中的诊法、刺法可以用，《伤寒论》《金匮要略》《备急千金要方》《外台秘要》的医方今天亦可以用，《神农本草经》《证类本草》《本草纲目》的药今天仍可以用。

或许要问，时间太久了，没有发展吗？不需要创新吗？其实，求新是中华民族一贯的追求。如《礼记·大学》说："苟日新，日日新，又日新。"清人钱大昕有一部书叫《十驾斋养新录》，他以咏芭蕉的诗句解释"养新"之义说："芭蕉心尽展新枝，新卷新心暗已随，愿学新心养新德，长随新叶起新知。"原来新知是"养"出来的。

中华民族"和实生物，同则不继"的思想智慧，与当今国际社会提出的保护和促进文化多样性、保护人类的非物质文化遗产的需求相呼应。世界卫生组织 2000 年发布的《传统医学研究和评价方法指导总则》中，将"传统医学"定义为"在维护健康以及预防、诊断、改善或治疗身心疾病方面使用的各种以不同文化所特有的理论、信仰和经验为基础的知识、技能和实践的总和"，点

3

明了文化是传统医学的根基。习近平总书记深刻指出："中医药学是中国古代科学的瑰宝，也是打开中华文明宝库的钥匙。"这套丛书的整理出版，也是为了打磨好中医药学这把钥匙，以期打开中华文明这个宝库。

希望这套书的再版，能够带您回归经典，重温中医智慧，获得启示，增添助力！

中国医药科技出版社

2019 年 6 月

校注说明

  《重楼玉钥》系清·郑宏纲在其父郑于丰所得喉科秘本的基础上编著，后经其子郑枢扶补充而成。

  郑宏纲，字纪原，号梅涧，安徽歙县人。郑氏家族为喉科医学世家，精研轩岐，渊源已久。郑枢扶七代祖赤山公性好堪舆，兼知医事，其后知医者代不乏人，但未轻易从医。至其祖父郑于丰、郑于蕃在江西南丰经商时，遇见福建人黄明生先生。黄明生喉科为异人所授，治验如神，故二人心窃慕焉。二人希望拜黄氏为师，学习喉科，但为黄氏所拒。后二人备金百两，请学于先生，以示诚心。黄氏曰："昔授受时，曾立不传之誓，违之则主乏嗣。"二人谓："今恳先生之秘者，实存济人之念耳，如能广以济人，即先生自济也，先生何乐而不为焉？"在二人的劝学下，黄氏俯允，出秘本以授之。后黄氏果无嗣，近六旬而亡故。二人携遗像归，并供奉于书室之中，以示纪念。

  于丰、于蕃学成之后，活人甚众。后兄弟二人分家，于丰居南园，后世称之为南园喉科；于蕃居西园，后世称之为西园喉科。南园郑于丰热衷于慈善事业，乾隆辛未郡饥，米价居高不下，于丰购米数千斛，平价出卖，全活甚众。其子郑宏纲，习喉医益精，救危起死，求治者踵门，著有《重楼玉钥》行世。孙辈中有名的有承瀚及承洛二人。承瀚字枢扶，兼习幼科，著有《咽喉辨证》

《白喉阐微》《痘科秘奥》等书；承洛，字既均，著有《熟地黄论》。裔孙钟寿，字祝三；樾恩，字应和；沛，字雨仁，俱世其学。其中，沛兼工篆书，刻印得徽派正传，著有《十琴册》《黄山印册》等书。西园喉科著述较多，郑于蕃子郑宏绩，字慎斋，号禹东。子承潭，字雪渔，少攻举子业，于医学各科均有研究，著有《伤寒金匮经方简易歌括》《医汇简切》《医学正义》《痘治正名类参》《愚虑医草》《喉菌发明》等书，治效甚著。从子承海，字青岩，著《喉科杂证》。孙麟，字应文，著《灵素汤液溯原》；尘，字玉辉，著有《喉科秘钥》。裔孙靖，克绍箕裘，笃于友于之谊，著《郑氏先德录》《醉菊吟》等书。

本书共二卷，上卷有17篇论述，有咽喉说、咽喉总论、诸风秘论、阴阳论、辨面色论、坏症须知、喉风三十六证名目、喉风诸方、证治汤头备录、梅涧论证一则、论喉间发白治法及所忌诸药等；下卷39篇，内容涉及喉风针诀、针刺手法、补泻要诀、人神所在禁忌针灸歌、禁针穴歌、制针法、煮针药方、十二经脉循行及穴位位置、针法及主治病证等方面。本书有内容简洁、切于实用、可操作性强的特点。

《重楼玉钥》以一方统治喉风三十六证、立养阴清肺汤治白喉、重视针刺疗法，对后世喉科疾病的治疗影响较大，现将其学术特色简述如下。

第一，一方统治喉风三十六证

本书提出"喉风三十六证"之说，有斗底风、叉喉风、咽疮风、鱼鳞风、双松子、单松子、帝中风、双鹅风、单鹅风、双燕口、单燕口、重腭风、木舌风、重舌风、坐舌莲、合架风、角架风、爆搜牙、牙痈风、悬痈风、夺食风、鱼口风、驴嘴风、鱼鳃风、双搭颊、单搭颊、落架风、粟房风、瘰疬风、穿颔风、肥株子、掩颈风、双缠风、单缠风、边头风、乘枕风三十六种，并详述病因病机、症状及治法。郑氏指出其病因为："一有风邪热毒蕴积于内，传在经络，结于三焦，气凝血滞，不得舒畅，故令咽喉诸症种种而发。……大抵风之为患，好攻上而致疾者，三十六证，内关咽喉为第一。"以上三十六症，妙在以一方统治之，即以紫正散、地黄散统治，无不神验。其谓："喉风诸症初起，必作寒发热头痛，大便秘结，小便赤涩，以紫正散、地黄散合服，勿离其药，乃气血并治，能理气散血，逐风痰，不使邪热壅塞。"三十六证治疗时，虽以一方统治，但根据病情，结合用散剂吹喉、膏剂涂抹、内服丸剂、外用针刀等法治之。

第二，立养阴清肺汤治白喉

据郑枢扶所记可知，乾隆四十年前，白喉病无是症，即有亦少，但此后二十年间患白喉者甚多，且有传染性。郑梅涧在治疗十余位病患之后，总结治疗白喉的心得体会。指出其病机为"此症属少阴一经，热邪伏其间，盗其肺金之母气，故喉间起白。""治法必以紫正地黄汤为主，方除紫荆皮、茜草二味。"但此方不能做到十治十愈，许多患者不治而亡。鉴于患者甚多，郑梅涧所定的方剂又不是十分奏效，郑枢扶与其三弟郑既均日夜商讨，希望找到一条新的治疗途径，最终确定的治法是："经治之法，不外肺肾，总要养阴清肺，兼辛凉而散为主。"立养阴清肺汤治疗白喉，"余与既均三弟疗治以来，未尝误及一人，生者甚众。"养阴清肺汤成为后世治疗白喉的常用方剂。

书中还列有白喉切忌药13味，如指出禁用桑白皮，原因为"肺已虚，不宜泻"；禁用羌活，原因为"过发表，切不可用"等。郑枢扶于其另一部著作《喉白阐微》中更加详细论述了白喉的证治，列有白腐不宜用药49味；喉白宜用药物25味，皆养阴理血之品。明确指出喉白"最忌发散，又忌苦寒"，又列举因发散与苦寒误治而致不治或变证的病案，读者可与本书参看。郑氏关于白喉忌发表的论述得到后世医家的赞赏与确认,亦后世医家所沿用。

第三,重视针刺疗法

本书重视针灸疗法。本书共二卷,其中有一卷内容全部论述与针灸有关的内容,涉及针法、禁忌、穴位位置及主治等内容。书中独特针灸疗法有开风路针、破皮针、气针、灸刺法等内容。所谓开风路针者,"盖喉风都是风邪,按穴针刺开其风壅之路,使之外出也";破皮针"即铍针也",即用针刀刺破患处治疗喉证;气针主要通过调气来实现,"气针诚为诸药之先锋,乃喉风之妙诀。功效可胜言哉!凡临诸症,先从少商、少冲、合谷,以男左女右,各依针法刺之。若病重者,再从囟会、前顶、百会、后顶、风府、颊车、风池诸穴针之,留肩井、尺泽、曲泽、小海、少海、商阳、中冲、照海、足三里、隐白诸穴,看病势轻重用之,不可一时针尽。如遇喉风极重之症,方可周身用针,开通周身经络,使风热结邪得杀其势,而气血遂能流利运行";灸刺法是以灸代针。如火刺仙方治一切喉痹、缠喉、胀满气塞不通,命在顷刻者。法用巴豆油涂纸上,捻作条子,火上点着,烟起即吹灭,令病人张口急刺于喉间,俄然吐出紫血,即时气宽能言。此法"以火散结,以巴泻热邪,以烟吐出痰涎",有一举三得之妙。

本书的版本主要有清道光十九年苏城喜墨斋刻本,清咸丰五年乙卯天津同文仁南纸书局刻本,清光绪四年戊寅刻本,清光绪五年己卯浙江有容斋刻本,清光绪七年骆孝先刻本等。今以道光戊戌年谦吉堂本为底本,以光绪五年己卯浙江有容斋刻本(简称有容斋本)为校本点校。本次整理研究所采用的处理方法如下。

1.校注采用简体横排形式,并加标点,对原文重新加以句读。

2.凡底本中有明显误字者,于正文中径改。

3.凡底本中能确认的文字脱、误、衍、倒而有校本可据者,据校本改,并出具校注。

4.凡底本与校本文字有异，义皆可通者，原文不改，出注说明。校本明显有误者，不出校注。

5.凡底本中繁体字、俗字、书刊匠字、通假字、异体字，对于常见者，予以径改，不出注。如"支"改为"肢"；对于不常见者，予以出注说明。

6.将原文中表示上下的"左"、"右"改为"下"、"上"。

7.文中表示并列语句用于句首的"一"，改为标序数词"一、"、"二、"等。

8.文中小字以（　）表示。

因校注者水平所限，疏漏之处在所难免，祈望同道不吝赐教。

校注者

2010 年 6 月

冯　序^①

　　嘉庆乙亥春，余家居无事，日取医书玩味，适友人过访，出《重楼玉钥》示曰：此书无刻本，子录一帙存阅。因受而读之，恍然有悟，后凡遇喉证，惜未解针灸，仅按方投药，无不神验。乡党知有此书时，借抄写而流传未广，其中鲁鱼亥豕，指不胜屈，惟以意更订一二，余则阙如也。原序不系姓氏，谓作者为郑梅涧先生，亦不知何许人，然辨证施治，各具神妙，非怀济世之婆心者，孰能与于斯？今年夏，吾津时疫流行，患喉证者极多，而治不得法，往往受害。余闭户养疴，未能遍告邻里，私衷歉然。因与弟辈谋，将此书再录稿本，寄至吴门，托孙君朴斋校订，付之剞劂。则此后人人得所指南，患者即不延医，而对证检方，谅亦不致夭枉，余心庶稍慰矣。

道光十八年岁次戊戌仲秋上浣^②

津门冯相莱识

---

① 冯序：原无，由整理者据序作者姓加。"孙序"亦同。
② 上浣：每月初一至初十称上浣。唐代定制，官吏十天一次休息沐浴，每月分为上、中、下浣。故每月初一至初十称上浣，每月十一至二十称中浣，每月二十一至三十称下浣。

孙　序

　　人之一身百症皆可致危，独咽喉之症尤危之危者，不炊黍间
毙可立俟。虽居近良医之门，旋发旋治，犹若恨晚，而林荒山僻
之境，更可知已。余甚悯焉，余不知医，而遇古方之百试百效，
为人人所传播者，手钞成帙；或刊附善书；或锓[①]刷片纸以赠人。
咽喉科一门流传者，当不下数十种，独喉科经验秘传，为程君瘦
樵定本，业是科者大半宗之，佥谓外此罕有其匹者。一日黄君竹
亭自津门寓书于余，谓冯君石农丹崖昆季秘藏《重楼玉钥》一书，
为喉科指南，亟欲付梓，以公诸世，而近处鲜良工，君客吴门久，
当易物色，且君亦乐为之，常若不及，窃欲以此事浼君可乎？余
闻之距跃三百，亟思睹是书，冀是书之速成而广行于世也，促其
寄余。不两月而书至，其间或针或药诸法赅备，足以补经验秘传所
不及，洵喉科中之见所未见者。爰为之选工开雕，慎校雠，以期
无负良友之委任，而副良友济世之婆心也。竹亭向与余同客燕台，
嗣而客吴，阃客由拳里，皆同几砚，无间臭味，盖恂恂然为行君
子也。丹崖与余亦曾晤于京邸，乐善不倦，见义必为，常隐跃于
眉宇间，其兄石农则余所愿见未能者，然闻其作令山右也，有能
吏声，有生佛颂，余固久信之，且即于与丹崖之同梓是书，而益

――――――――――――
①　锓：指雕刻书板。

1

信之也。书成索序于余，余不知医，又何敢论医之书？然其书则固百试百效，而当为人人所传播者也。余窃愿罄竹而印是书，使人人挟是书以防患于未然，微特林荒山僻之境，不能入市问药者，不啻家有一医，即居近医者之门，而既有此百试百效之书，亦较愈于踵其门而求试其万有一效之技矣。是即石农诸君梓是书之意也夫。

道光十有九年岁次己亥花朝后一日①
桐乡孙学诗谨序于吴门之石泉古舍

---

① 花朝后一日：二月十五日为花朝节，是为百花生日。花朝后一日当为二月十六日。

原　序

　　古人有言："左手据天下之图，右手刿其喉。"愚夫不为，何则天下虽大，未若吾身之可贵也。故天下有心性之书，人心之所以死生存亡者也；有医药之书，人身之所以死生存亡者也。故六经四子而下莫贵于医药之书。夫神农致辨于上药、中药、下药，周礼垂训于五气、五色、五声，自古圣贤明哲之士，未有不留心于此者。今之所谓喉科，特大方中一事耳。然其生死决于数日，安危判于顷刻，关系最大。而世之业是科者，率学无根柢，不得真传，株守寒凉，胶于偏见，有识者不许也。吾乡郑梅涧先生，性好岐黄家言，其先世得喉科秘授，故于此尤精，远近无不知之，救危起死，不可胜数。余常见有垂毙者，先生刺其颈，出血如墨，豁然大愈。其妙如此，而未尝受人丝粟之报，惟以利人为急，殆亦范文正、陆忠宣之意欤？先生秘惜此书，又恐人乘危邀利，故未尝授人。余幸得阅一二，故喜而叙之。夫天下重器尊生者，不以身易，而是书之泽，利济无穷，则其贵重宜何如也。

目 录

❀ **卷上**

咽喉说 ·· 1

喉科总论 ······································ 2

诸风秘论 ······································ 2

阴阳论 ·· 3

辨面色论 ······································ 4

坏症须知 ······································ 4

论证 ·· 4

附：纂咽喉不治症 ······················ 5

喉风三十六证名目 ······················ 5

秘诀 ·· 20

喉风诸方 ······································ 20

证治汤头备录 ······························ 27

附：走马牙疳证 ·························· 30

梅涧医语（论喉间发白证） 33

又论喉间发白治法及所忌诸药 ……………………… 34

咽喉诸症禁忌 ……………………… 35

暂受风寒喉痛治法 ……………………… 35

🪷 卷下

喉风针诀 ……………………… 36

附：纂神应经用针咒法 ……………………… 37

论针形至微何能补泻 ……………………… 37

针法主治歌 ……………………… 37

行针次第法十二歌 ……………………… 38

针略 ……………………… 41

针禁忌法 ……………………… 41

问针入几分留几呼 ……………………… 42

论泻要诀 ……………………… 42

论补要诀 ……………………… 42

中指定同身寸图 ……………………… 43

行针分寸歌 ……………………… 44

四季针灸坐向歌 ……………………… 44

四季人神所在禁忌针灸歌 ……………………… 44

逐日人神所在禁忌针灸歌 ……………………… 45

十干人神所在禁忌针灸歌 ……………………… 45

十二支人神所在禁忌针灸 ……………………… 45

十二时人神所在禁忌针灸 ·················· 45

禁针穴歌（共三十一穴）·················· 46

禁灸穴歌（共四十七穴）·················· 46

针灸诸则 ··························· 46

诸症针刺要穴 ······················· 47

正面气针要穴图（缺）·················· 48

任脉穴 ···························· 48

手太阴肺经穴 ······················· 49

手厥阴心包络经穴 ···················· 51

手少阴心经穴 ······················· 52

足阳明胃经穴 ······················· 52

足太阴脾经穴 ······················· 55

侧面气针要穴图（缺）·················· 56

背面气针要穴图（缺）·················· 56

督脉穴 ···························· 56

手阳明大肠经穴 ····················· 59

手太阳小肠经穴 ····················· 60

足少阳胆经穴 ······················· 61

足少阴肾经穴 ······················· 64

足太阳膀胱经穴 ····················· 65

卷　上

咽喉说

呼者因阳出，吸者随阴入，呼吸之间，肺经主之。喉咙以下言六脏，为手足之阴；咽门以下言六腑，为手足之阳。盖诸脏属阴，为里；诸腑属阳，为表。以脏者藏也，藏诸神流通也；腑者府库，主出纳水谷糟粕转输之谓也。自喉咙以下六脏，喉应天气乃肺之系也。以肺属金，乾为天，乾金也。故天气之道，其中空长，可以通气息。但喉咙与咽并行，其实两异，而人多惑之。盖喉咙为息道，咽中下水谷。其喉下接肺之气，一云喉中三窍者，非。果喉中具三窍，则水谷与气各从一窍而俱下，肺中、肺下无窍，何由传送水谷入于下焦？黄帝书云：肺为诸脏之华盖，藏真高之气于肺经也。故清阳出上窍，浊阴出下窍。若世人不知保元，风、寒、暑、湿、燥、火之六气，喜、怒、忧、思、悲、恐、惊之七情，役冒非理，百病生焉。病疡既成，须寻所自，若喉痹、乳蛾、缠喉风、喉闭、喉疮、风毒、热毒等症，当刺者则刺，不可乱医；宜吐者则吐，不可妄治，须识其标本，辨其虚实，而攻导之，不失其法，临证变通，功效立见，其患自安。至于虚损、劳瘦、咳伤、咽痛者，此乃真阴亏竭，金水不能相生，而龙雷之火奔腾，上灼火炎则金伤，金伤高源无以蒸吻布沤，而咳血、声哑、咽痛干紧之症作矣。吁！如症至此，不惟非法可治，且百无一生，可胜言哉！

喉科总论

夫咽喉者，生于肺胃之上。咽者咽也，主通利水谷，为胃之系，乃胃气之通道也，长一尺六寸，重六两。喉者空虚，主气息出入呼吸，为肺之系，乃肺气之通道也，凡九节，长一尺六寸，重十二两。故咽喉虽并行，其实异用也。然人之一身，惟此最为关要，一气之流行，通于六脏六腑呼吸之经。若脏腑充实，肺胃和平，则体安身泰。一有风邪热毒蕴积于内，传在经络，结于三焦，气凝血滞，不得舒畅，故令咽喉诸症种种而发。苟非见症随治，则风痰愈盛，热毒日深，渐至喉间紧闭，水泄不通，几何而不殒命耶？大抵风之为患，好攻上而致疾者，三十六证，内关咽喉为第一。

诸风秘论

有人云：喉风无非热证，便乱投凉剂，或误用刀针，夭枉人命者众矣。若识证真，先治而后调理，百发百中。有可吐者，有可下者，有可发散者，有可洗可漱者，苟若识证未真，切勿孟浪。如双鹅、单鹅、重舌、木舌、重腭、双缠喉、单缠喉、爆骨搜牙诸症，乃是恶症，善候则易治。双松子、单松子、双燕口、单燕口、鱼鳞、斗底、帝中、落架、鱼口、穿领诸症，此是善候，恶疾则难治。合架、角架、粟房、瘰疬、掩颈、双搭颊、单搭颊、双单燕口、内外搜牙、乘枕、驴嘴、悬痈、鱼腮、咽疮、牙痛、叉喉、边头痛、夺食、肥株子诸风，此是善症善候，但要证候认真，随轻重治之，不可误投凉药。若用针刀，俱要逐一对症，先用药降定，然后下药调理。如此等症，务须依方进药。未可速于求安，则轻者一七，重者二七，自能取效。即信心诸药，仍须仔细详察，不可轻忽。大凡用药，自内攻出为上策，取痰攻上为中策，沉为下策。热重者，令去内热，用药取病归上；拦定风热，使其攻上不下，诚为善治者。不如是，则病入胃鬲，因传于心肺中，辄变他症，是医之罪也。切宜留心详审，慎毋轻率焉。

咽在后主食，喉在前主气。十二经中，惟足太阳主表，别下项，余经皆内循咽喉，尽得以病之，而统在君相二火。喉主天气属肺金，其变动为燥，燥则塞而闭；咽主地气属脾土，其变动为湿，湿则肿而胀，皆火郁上焦，致痰涎气血结聚于咽喉，肿达于外，麻痒且痛而紧，是为缠喉风，红肿于两旁兼闭塞，是为喉痹。

阴阳论

经云：痈从六腑生，疽从五脏出，皆阴阳相滞而成。气为阳，血为阴，血行脉中，气行脉外，相并周流。寒湿搏之则凝滞而行迟，为不及；火热抟[1]之则沸腾而行速，为太过。气郁邪入血中，为阳滞于阴；血郁邪入气中，为阴滞于阳。致生诸症恶毒，然百病皆由此也。

---

[1]　抟：把散碎的东西捏聚成团。《礼记·曲礼上》："毋抟饭。"此处有积聚之义。

凡头痛不止者，属外感，宜发散；乍痛乍止者，属内伤，当补虚。又有偏头痛者（非边头风，当审之。）左属风与血虚，右属痰热与气虚。

辨面色论

色青者，病属肝，合散血；色黄者，病属脾滞，宜消食；色赤者，病属心，合散血清火；色白者，病属肺，宜顺气；色黑者，病属肾虚，当滋补。以上所论五色，乃就诸风病症愈后而言，以识调理本经也。

坏症须知

喉内生风莫待迟，胸中气急主倾危，更加心胁如刀刺，妻子亲朋定别离，大小便中添秘结，病人魂魄去如飞。此是医家真妙诀，预将生死报君知。

病人眼直口开时，气出无收手散垂，若见此形宜速退，休贪名利自狐疑。

翻唇鱼口误针时，不日黄泉实可悲，此症亦名为恶症，卢医遇着也难医。

论证

凡属喉风之症，预先必作寒发热，甚则大便秘结，小便涩赤，头痛烦渴，时医不识，妄以羌活药味投之，不知羌活乃散寒邪、达肌发表之品，非喉科所宜用。故是书所定紫正地黄散，专治一切诸风，无不神效，诚妙秘也。

附：纂咽喉不治症

一、凡虚阳上攻者，四肢厥冷，上下不升降，水火不既济，腰冷不知痛痒，口中痰多唇黑者，不治。

二、凡手足冷者，声音不响，喉中肿烂干痛无痰涎者，不治。

三、凡妇人产前，咽喉肿痛，及心头疼而脉浮者，不治。

四、面赤而目睛上视者，不治。

五、面色青白，眼目无神，咽痛音哑，唇白鼻扇者，不治。

六、面黑，头自汗而鼻塞者，不治。

七、心胸紧满，吐痰不出者，勿治。

八、气喘促，四肢厥冷，勿治。

九、心中忙忡，胸前红甚，舌卷，面赤浮肿，目斜视者，不治。

十、潮热往来，时发谵语，不治。

十一、胸满胀急，不治。

以上皆属咽喉中险症，凡患喉风，遇有现此等症者，宜详察早回，以免后咎，医者慎诸。

喉风三十六证名目

斗底风　喉风　咽疮风　鱼鳞风　双松子　单松子　帝中风　双鹅风　单鹅风　双燕口　单燕口　重腭风　木舌风　重舌风　坐舌莲　合架风　角架风　爆搜牙　牙痈风　悬膣风

夺食风　鱼口风　驴嘴风　鱼鳃风　双搭颊　单搭颊　落架风
粟房风　瘰疬风　穿颔风　肥株子　掩颈风　双缠风　单缠风
边头风　乘枕风

斗底风

欲识人间斗底风，十分红肿在心胸，更加痰壅咽喉内，针药无功命必终。

此症初起吞咽不下，但胸前红肿渐至结喉，一时难安。初起能咽水者，可治，先用角药加摩风膏少许，冷井水调噙，取痰；次开风路针（所谓开风路针者，盖喉风都是风邪按穴针刺开其风壅之路，使之外出也）；三吹冰硼散；四用紫地汤，如病势紧急，汤水不能下，遍身作痛，气喘眠卧不得，循屋下行，胸前赤肿，凡吐痰涎后仍不退者，百无一治。每初起胸前便现青筋，须用破皮针（即铍针也）针青筋边，立效。

枢扶氏曰：是症，宜用雄黄解毒丸服之，吹赤麟散。

叉喉风

叉喉之症最为殃，迟了三时命不长，病者能依方法治，管教依旧进茶汤。

男子妇人喉内生此疾者，极为急症。先咽喉作紧，风痰上涌，多有绵涎，内紧外浮肿，不能饮食，渐至咽喉紧闭，如叉叉住，甚则头面浮大，其患最速，宜急治之。若一二日不知治者，多致殒命。先用冰硼散开窍，次用风路针，三用摩风膏少许和角药调噙，取喉内痰涎，并用角药敷颈外浮肿处，服紫正散加开关散。如病势已极，不能开关者，不治。

按此症既速，凡初起当用赤麟散吹之，其效更捷。

咽疮风

咽喉此症不为良，黄烂成疮作祸殃，依法频施无效处，必然长梦入黄粱。

初起生咽喉间，或红黄色如粟形者，日久满喉成疮，及满口生者，渐变紫黑不能吞咽。先用角药，次开风路针，服紫地散，以冰硼散吹之即效，惟风热实证可治。若内伤咳嗽吐血后而发此症者，切不可用此等药，致枉人命也。

枢扶氏曰：按咽疮一症，虽曰真阴亏竭，相火熏灼上升咽喉，发为咽疮，最为虚损恶症，然其间虚实阴阳，亦当分别治之。凡属实证，由于风热者，必须发热恶寒，疮色红黄，右脉浮数有力，因病人平昔过食煎炙，蕴积于胸膈，今又新受风邪，感触而发，治宜以喉科诸药投之，自然获效。若虚证，形色白而干燥不润，内热口渴，饮食微少疼，惟咽津液其痛更甚，此由真阴已亏，虚损所致。然内伤有二种，一属气亏为阳虚，一属血亏为阴虚。阳虚者，两寸浮数，遇劳益甚，而行动则气喘，此脾肺气虚，穷及肾水，须培补中土，庶无差误，今时医不识，以清凉利痰之剂治之，遂致喉间变生咽疮，顿成不治之症。若阴虚者，两尺洪数，重按无力现于外者，内热咳嗽吐痰衄血，或饮食日减，此肝肾阴虚，不能蓄养龙雷真火，盖阴虚则火旺，火旺则水竭，水竭则肾元枯涸，肾元枯涸则相火奔腾而浮上，斯喉痹咽疮，痰结烦燥声哑之症作矣，俗曰火烧灶门是也。其时若以六味补水，真水不能骤生；以生脉保肺，而久炎之肺又非参麦能疗；以八味降火，而咽喉之地难受桂附之性；以滋肾丸互治水火，而水火不能既济，惟急用甘露饮治之，使水火各安其位，得以浚其源而安其流，能导龙归海，使五行自有相生之象，然后再按脉察色，分别治之，或八味六味，或归脾养荣诸方佐之，自然获奏神效，称为灵丹。然患者亦当早治，勿待病入膏肓，虽有神丹，亦无济也。

鱼鳞风

喉间忽尔患鱼鳞，多少医家不识真，此症若求痊愈易，只须针药贵于频。

此症生在帝中之下，与松子风相似，但微肿处起白点，日久白点变成鳞，其鳞向下者是。用冰硼散、赤麟散，开风路针，服紫地汤，以角药加摩风膏调噙，不可用刀，此症极险难治，治与双松子同。初起未成鳞易治，若已成鳞，则饮食到喉俱作呕恶，乃属不治，或内伤咳嗽而发斯症者，万无一治。

如大便秘结不通，汤中须加犀角、木通、元明粉，以角药、冰硼散、赤麟散，相间吹噙勿断，用鹅毛多挑角药入帝中旁，含少顷，再绞取痰涎吐出，自然获效。

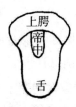

双松子风

松子风生喉靥中，逐时胀大起鳞红，莫言此症多遭险，随即疗施亦见功。

此症生靠帝中下边，初起两边红紫如粟形大，逐时胀肿，起鳞向上者是。渐长如绿豆大，似松子一样，甚至黄皮裹住，及有莲子大者，斯难治矣。先开风路针，服紫地汤，加银锁匙开关散，用角药加摩风膏调噙，吹冰硼散，治与鱼鳞风同。二三日若转红为黄，就怕起鳞，须以角药频噙勿离，依法治之，亦不可用刀。此症与鱼鳞风皆属险症，勿得轻视也。

单松子风

单名松子一边生，左属心兮右肺金，针药交施依法治，自然奇效立消平。

此症生在帝中下一边肿者是，或生左，或生右。亦不可用刀，治法与双松子同。惟生左者，汤中倍加丹皮、赤芍；右者，倍用桔梗、连翘。

帝中风

时人忽患帝中风，角药频噙[①]自见功，若遇庸工[②]无识辈，针刀误用命随终。

初起红肿作痛，生痰不能饮食，日久渐长大出来，甚有长出寸许，拦腰烂去半截，或帝中全行烂去者，虽一时难治，仍为无害，只依法治之，亦见奇效。若初起先以角药取痰，开风路针，吹冰硼散，服紫地汤，不可用刀。如日久帝中黑烂者，回生丹不宜用，当以真功丹去牙硝吹之，或口疳散、圣功丹皆可互用，至于水剂，又当以紫地加减出入投治，不可执拘呆方也。

双鹅风

乳鹅红肿在喉间，病者求痊亦不难，角药频施兼服剂，自然取效莫愁烦。

凡咽间红肿似疬毒两枚，而生在两边者，是为双鹅，切勿误用刀。先以摩风膏少许入角药井水调噙，又以鹅翎挑入喉间疬毒上，令病人闭目噙良久，俟满口痰来吐出。再吹赤麟散，服紫地汤，自然立效。如日久疬毒未平，仍似莲子样，须用消芦散，加巴豆七个去壳熏患处，如熏破后只可用吕雪丹。

枢扶氏曰：喉间诸症惟患双单鹅甚多，证候虽轻易治，却难速于平消，迩来庸医不识，欲求速效，每妄用针刀，反致枉人命者，亦复不少，今附参而订之，俾后世治者，庶不致有误

---

① 噙：有容斋本作"含"。

② 工：有容斋本作"医"。

苍生耳。盖此症由肺经积热，受风邪凝结感时而发，致生咽喉之旁，状如蚕蛾，亦有形若枣栗者，红肿疼痛，不能吞咽。然形有双有单，双者轻，单者重。凡初起先用三棱针刺少商、少冲，留三呼吸入一分，吹赤麟散，以角药调噙，仍服前药，缓缓取效，凡针法以男左女右，若要速效，以捷妙丹吹入鼻中即消，然初起神效，若日久者，不外消芦散。

单鹅风

左畔虚阳热上攻，乳蛾单重喉旁风，关前易治疗须急，关后生兮施不同。

此症生在帝中之旁，如莲子样。左属心，右属肺。治法与双蛾同。亦不可用刀。

枢扶氏曰：此症有部位之分，有虚实风热气郁之别，凡生于帝中两边者是。双单蛾属关前实证，为易治；若起于咽喉内者，名喉瘤，属关后气郁虚证，却难治。时医不识，概以鹅证治之，安能获效。然喉瘤，由肝肺二经郁热，更兼多语损气性躁而成，形如圆眼，红丝相裹，或双或单，生于喉内之旁，亦有顶大蒂小者，初起喉间微痛，不恶寒发热，日久形色带白而微硬，不犯不痛，或因醇酒炙煿，或因怒气喊叫，犯之则痛，切忌用针刀，吹以消瘤碧玉散，宜服加味逍遥散，益气清金汤，或用夏枯草同郁金煎汤代茶服之，日久自然消退。若体虚，因忧郁不舒而发是疾者，宜用归脾汤加柴胡、丹皮、山栀，至于出入加减之法，又当神而明之可也。

双燕口风

燕口生在帝中旁，欲尝饮食不能飧，针刀善施无差误，功效旋收亦不难。

此症生在帝中两边，靠于上腭左右俱有，皆红肿不能吞咽，甚至肿出舌上来连舌亦痛。用刀之法，宜靠肿处将刀轻轻刺破，切不可深。若上腭中间及燕口形上，切勿将刀误用，先以角药取痰，次开风路针，吹回生丹，服紫地汤。

枢扶氏曰：此症初起，只须吹赤麟散，胜用角药针刀多多矣，内仍服紫地汤，加开关散，火甚，量加石膏，此余屡经收效者也。

单燕口风

单名燕口一边生，治法同前不用更，慎使针刀毋误①及，赤麟吹上立奇功。

是症，或生左，或生右，亦有肿上舌来不能饮食者，甚则将帝中挤往一边了，治法与双燕口同。

重腭风

口内生来上腭浮，心脾有热积成愁，倘然七窍流脓血，纵遇卢医未必瘳。

此症生在上腭靠帝中之上位，红肿不能吞咽，症虽重却可治，以角药调噙，内消为贵，如不得消，直肿到牙床边者，可用破皮刀轻切出血。若上腭中间乃七孔相连之处，万勿误用刀，宜吹冰硼散，服紫地汤，开风路针。如口耳鼻中有一处出脓血者即是，病延日久，热毒蕴蓄，以致腐穿七窍，此诚不治之症。

枢扶氏曰：重腭者，皆由心脾二经积热而成，倘病日久，前药治之不效，宜用紫雪散治之，服黄连解毒汤，即效。

木舌风

口中舌表肿兼红，热积心脾发是风，丹散频投依法治，管教立刻见奇功。

---

① 误：有容斋本作"犯"。

初起舌头红肿不能转动，渐至饮食不能迎送，言语不便，可用破皮刀于舌下弦两边无筋处刺之（筋上不可刺，刺伤立死），先用角药加摩风膏少许，吹冰硼散，服紫地汤，自效。

重舌风

重舌风兮亦不祥，或生左右或中央，专家有诀通元妙，善使针刀割不妨。

凡舌下又生一舌，渐比正舌尤长，以致正舌不能转动，用角药取痰，吹冰硼散，服紫地汤，可用破皮刀，须按舌旁边下弦先破一边，如不效，再破一边。

枢扶氏曰：此症无论大人小儿，皆由心脾蕴热循经上冲舌本，遂令舌下血脉胀起如小舌状，故名重舌。用刀之法，先将角药加摩风膏噙久吐出，再将肿患刺破，即吹回生丹，或紫雪散并获效。

坐舌莲花风

舌坐莲花六七尖，心家风火抟相炎，莫将斯症寻常看，日久缠绵最可嫌。

舌下浮肿多痰涎，初生一二瓣，渐至五六瓣，形似莲花，凡两边尖瓣者，可用刀；若中间一瓣尖者，切不可用刀。盖人舌下中间俱有一筋，直连上下，乃心之苗，所以切不可用刀者，恐误伤筋，则枉人命匪浅也。先用角药调敷舌下取痰涎，再将冰硼散挑上，服紫地散，重加连翘。症甚者，外用气针，自然取效。

枢扶氏曰：莲花证乃蕴热乘风而发于心，舌本属心，又为心之苗，心火上炎，或思虑太过，或酒后当风受寒，以致风痰相搏，而成是症也。

合架风

合架风生齿尽头，牙关紧闭病难休，若还不识针刀法，患者如何得便瘳。

此症生在上下牙床两根头勾合之处，起一红核肿痛，牙关紧闭，不能开口，先用角药调噙，次用破皮刀切红肿处，吹冰硼散，赤麟散，可用[①]消芦散熏之。

角架风

风名角架不为嘉，肿痛须知药可加，昧却个中真妙诀，任他肘后秘方夸。

是症生上下牙床尽处，根上浮肿，以致闭口不便，两齿难合，咀嚼艰难，初起生在一边，或延生两边者，治法同合架风，可用破皮刀切肿处，即效。

爆骨搜牙风

爆骨搜牙疾势骄，声声痛楚费推敲，金针已度依方法，功效随收心莫焦。

牙框之上，逐齿红肿，骨中极痛不可忍者，名为爆骨搜牙，若通牙床上红肿，或在外牙床肿者，或在内牙床红肿，口内作烧生痰，名搜牙风。若有面红肿者，恐成粟房风证，部位虽分内外，法宜同治。先用角药调噙，吹冰硼散，服紫地汤，次以针挑牙缝中有红紫血管者，即要挑断出血。若爆骨搜牙，每齿肿处俱要用破皮针，针出血即效，如症在牙床内者，必须肿起牙上，方可用刀。

牙痈风

牙框生疖是牙痈，上下生兮总共同，但用破皮针出血，更加角药有奇功。

凡牙匡生疖毒，或满匡红肿，或一处红肿，先用冰硼散以

---

① 用：有容斋本作"加"。二者均通。

角药调噙，服紫地汤。凡牙痈搜牙两症，以牙床高低界为辨，在牙床上高处为搜牙，在牙床下低处为牙痈，此症亦有内外生者，皆可用破皮针，针去脓血自效。

枢扶氏曰：此症由阳明胃热毒所致，初起身发寒热，腮颊浮肿红痛者，当以前法治之。若初起往往有误认牙疼等症，过服寒凉清火之剂，以致坚肿色淡，自破流黄水，日久烂至牙根，及延烂咽喉，名曰骨槽风，又名附骨，一名穿珠，法当用二陈汤加阳和丸煎服，或阳和汤消之。倘遇溃者，以阳和汤、犀黄丸，每日早晚轮服；倘有多骨，以推车散吹入，隔一夜其骨不痛，自行刺出，须俟骨尖退出，摇则内动，方可渐次取下，再吹，次日无骨退出，即以生肌散吹入，内服保元汤加肉桂、归、芎、芪、草宜生，自然获效收功而愈矣。

凡骨槽风者，初起牙骨及腮内疼痛，不肿不红，惟肿连脸骨者，是骨槽风也。然齿症不一，有齿䘌者，是虫蚀齿至龈，由胃经瘀湿风火凝聚而成，齿根胀痛腐烂时出脓血臭汁也；有齿龋者，亦以阳明入风热之邪，抟齿龈气血，腐烂为脓血臭汁，谓之齿龋（音拒），亦云风龋；有齿历蠹者，由骨髓气不能荣盛，故令齿黑黯谓之历齿。皆由阳明之所致，而治法各异，俱详注续集焉。

悬痈风

牙床浮肿号悬痈，外症能疗内症危，烂及咽间妨饮食，蓬莱妙药亦难施。

凡牙匡下浮肿为外悬痈，起生牙根内为里悬痈，红肿如蜒蚰①样，渐次而长。先用角药调噙，吹冰硼散，服紫地汤。初

---

① 蜒蚰：有容斋本作"蚰蜒"。

起可用破皮针，日久不宜针（刺红肿处出血效，若白烂者不可用针）。凡外悬痈属善症，易治，生于内属恶症，却难治，稍医差迟，即能伤人。若白烂延至咽喉，及落尽面颊肉者，不治。

夺食风（即呛食风）

呛食还将夺食名，舌根喉腭陡然成。休惊是疾无方法，善使针刀泡立平。

此症或因饮食火物，触动肺胃积热，致陡起斯症，或在喉头上腭，及舌根左右生一血疱，或数小疱。即变大胀满不能吞咽，气息不能出入，急以竹针挑破，咯出紫血，即吹赤麟散，或回生丹。其疱若起喉内，不能用针刀挑破，只须气针，针百会、前顶、后顶三穴，内疱自平。

鱼口风

鱼口生来一片浮，心家有热夜啁啾，上冲痰气医当急，莫待深沉始怨尤。

凡上唇生小疱或一二枚者，初起红肿，渐至下唇，亦肿及面颊俱浮。若初起红赤发热作痒，痒后起小黄疱，切勿用破皮针。如生在上唇中间者，难治。若上唇赤肿直长出者，名龙唇发，可针两鼻角。又一症上唇生小白红疱，干燥，常欲以舌舐唇上，亦不可针。又一症唇上直痛入骨连颊俱痛不可忍，可针鼻角。又一症不浮肿，只口眼㖞斜转过一边，名转㖞风，此症宜针合谷、颊车二穴。以上诸症，先以角药调敷，吹吕雪丹，服紫地汤加犀角。大凡唇皮生疱，初起者，不可以针妄挑破，若误针之，身必潮热，满身骨节疼痛，不治。如用针刀必须依法律，切勿妄任己意施为，至要至要。

驴嘴风

驴嘴风生在下唇，逐时肿大不堪论，更加作痛如刀刺，敷药频施效自神。

初起下唇生一红疮，逐时肿大渐至下唇长出，用消芦散熏，服紫地汤，吹冰硼散，可用破皮针，针破即效，针法须认两旁肿处针之。

鱼腮风

鱼腮疾染在腮颐，肿痛难当只自知，传诀与君依法治，免教迟慢势难支。

是症生在酒腋边，两腮浮赤红肿，为双鱼腮，一边红肿者，为单鱼腮。治法以角药调敷，或用消芦散熏，服紫地汤，噙冰硼散，如逐日红肿极盛，方可用破皮针针出血，仍以角药外敷。倘症日久腮穿出脓者，须内服蜡矾丸，外敷生肌散。

双搭颊风

风名搭颊两边浮，赤肿难当筋似抽，若遇此风非易治，值时敷刺莫移游。

初起面颊两边红肿，发热恶寒，须看口内牙上有肿无肿，如牙框肿者，不是搭颊，乃是牙风，即以牙风法治之；若属搭颊，先用角药外敷，服紫地汤，重加连翘、桔梗、牛蒡子，如肿仍不消，宜用破皮针出血，不可针挑深，外仍不离敷药，加摩风膏少许。

单搭颊风

一边红赤颊名单，证治如双毋用参，日久肿浮牙赤肿，外敷角药内噙丹。

面颊一边浮赤肿痛，或日久致牙匡亦肿痛，须以角药外敷内噙，吹回生丹，服紫地汤。

落架风

落架风兮信不良，总因血气暗中伤，搭勾合上方无事，不合匡时费酌量。

此症或因酒后，或偶大笑，或大呵欠致脱落下胲不得合架，口大开而不能咀嚼，虽属上热下虚，实由气血有亏，以致胲筋弛而不收。若起于一二日者，可治，日久则其筋已纵，恐难安合矣。治用上兜之法，先将下胲轻轻托上，用绸手巾兜住，然后以手揣其搭勾之处，令其勾合，再用老姜一片，置颊车左右穴上，以艾丸置姜上，用香点灸一再，即可断根。

枢扶氏曰：此症由内伤所致，宜灸不宜针，当服归脾汤，加熟地。气血虚者，或当归补血汤主之，切勿以喉风诸药妄投，致误人匪浅也。

粟房风

粟米[①]疮形满面淫，或成大疱痛难禁，施针用药依真法，病者舒眉患不侵。

初起发热满面红肿，先如粟米黄疮，日久合成大疱，先用荆芥、葱白煎角药频洗，再以角药用荆芥煎水调敷疮上，服紫地汤。凡初起不可针破，俟合成大疱以针口向下挑出脓血，自效。

瘰疬风

瘰疬风生似核形，又如疬毒一般称，莫疑此症由冤债，妙药能除夙孽平。

是症自面生起红肿如小疬毒，渐至满头俱浮肿生核。可用破皮针逐个针出微血，敷以角药，服紫地汤，效。

穿颔风

病生穿颔不为祥，幸赖仙传有秘方，角药频敷汤紫地，徐

---

① 米：有容斋本作"房"。

徐图治莫惊惶。

两腮下红肿生核，或在一边初生一二枚者，易治，日久生多透入口内而自穿者，多至不治。以角药敷，服紫地汤，可针（俟肿甚用铍针刺肿头，出血仍敷前药）。

肥株子风

肥株斯疾耳弦生，肿痛方知病不情，紫正开关兼急进，频加敷药立时轻。

两耳坠上浮肿如核，或一边生者，外敷角药，服紫地汤，加开关散，可用针，针核上即效。

掩颈风

左右俄生掩颈风，分明赤肿似成痈，时人莫作寻常看，紫地辛乌有化工。

颈项上浮肿生痈，或左右，或一边，或浮肿上头，敷角药，服紫地汤，若浮大赤肿甚者。可以针肿处。

双缠风

缠喉之症本非奇，日久无声气道危，若见此形宜速退，仓公遇了亦愁眉。

初起外颈红肿至咽喉，亦皆满塞不分红白渐四围俱肿。先以辛乌散，加摩风膏内噙外敷，吹赤麟散，回生丹，服紫地汤，加开关散。若颈项遍肿及头亦肿者，属极重症，却可治，须开风路针。如症日久难治，切勿用破皮针刀。

枢扶氏曰：此症由膏粱厚味太过，致肺胃积热，复受风邪上壅咽喉，红肿紧痛声音难出，汤水不下，而痰涎壅塞之声颇以拽锯。初发暴速，宜急针少商穴，以泻其热。痰盛者，角药调噙；症重者，宜服雄黄解毒丸。若面青唇黑，鼻流冷涕者，皆属逆症。又有因肾经有热，内枯不能上润，致令心火盛而发是症者，内紧外肿，潮热恶寒，乃属实证，法宜前治。若体虚因思虑太过，兼过食五辛而生似此症者，其发缓，其色淡，其肿微，咽喉干燥，舌见白胎，大便自利，六脉微浮，重按无力，吞咽疼痛，名曰慢喉风，乃属虚证，法当从治。若午前痛者，宜补中益气汤加麦冬、元参、桔梗服之；午后痛者，或作渴身热足冷，此阴阳两虚也，忌用苦寒，宜少阴甘桔汤，以宣达之。若面赤咽干不渴，而微塞痛者，其脉必虚大，当以清露饮服之，兼用青雪丹吹之，自然获验。

单缠风

一边浮肿证缠单，或起头心或颈间，治法详前须辨识，针开风路自绥安。

初起一边红肿作痛，左属心，右属肺。或肿头项，或肿颈上，治同双缠风。

边头风

半边头痛苦无休，病者何须两泪流，风药不灵宜补剂，管教肿痛去靡忧。

此症一边头痛如破，或左右红肿如核，须针风池二穴，服紫地散，加开关散。惟下元虚者，多致此疾，宜投补剂，以四物汤加白芷服之（虚证不可刺）。

枢扶氏曰：凡头痛如破，前药罔效者，以当归五钱，木通二钱，酒煎服下，即愈。

乘枕风

乘枕风兮本不奇，若成枕发却难医，只须急急调敷药，紫地开关服勿离。

是症脑后生疖毒，红浮肿痛，可用破皮针，服紫地汤，合开关散，取效如神。

耳防风（附）

耳内红浮痛倍常，或脓或血不安康，少年若是沾斯疾，定主他年重患殃。

此症耳内肿痛，或耳外亦红肿及头亦痛，或耳内出脓血，若肿痛甚者，至口齿紧闭不能开，小便赤短，宜用紫地汤，加龙胆、草木通，外敷角药，吹入五行丹，即效。

枢扶氏曰：以上三十六证，妙以一方统治之，无不神验，故宜其秘也。后之学者，务须辨证详审，毋致虚实有差，庶不稍误于万一耳。

秘诀

喉风诸症初起，必作寒发热头痛，大便秘结，小便赤涩，以紫正散、地黄散合服，勿离其药，乃气血并治，能理气散血，逐风痰，不使邪热壅塞。痰涎甚者，用角药调井水噙口取之，使痰涎外涌，不停蓄于肺胃，兼吹回生丹，亦拔热邪外出也。凡患喉证，而误服凉药，致胸膈如坠不安者，以井水调角药噙之，心烦即止。科内所定方药，总在拦定风热在上不下，然后随症治之，自获效神速。如修合诸药，勿宜见火，皆生用之，吹药务研极细，临用合愈妙，水剂宜蒸不宜煎。以上皆口诀之秘，须究心焉。

喉风诸方

紫正散

紫荆皮（二钱）　荆芥穗（八分）　北防风（八分）　北细辛

（四分去节）

地黄散（一名内消散）

小生地（二钱） 京赤芍（八分） 苏薄荷（六分） 牡丹皮（八分） 牙桔梗（八分） 生甘草（六分） 净茜草（一钱，又名地苏木）

上引加灯心二十节，红内消一钱（即茜草藤五月五日采取，阴干）。

以上紫地二散，每症合用，勿离用，开水泡药蒸服。

孕妇，去丹皮加四物汤；热盛者，加连翘、犀角；头痛闭塞，加开关散；烦渴，加银锁匙；潮热者，加柴胡、黄芩；咳嗽，加麦冬、知母；大便秘结，小便赤涩者，加木通；数日不大便者，加元明粉；热壅肺闭致气喘促者，加麻黄五分，先滚去沫，再入药内同蒸。

痰稠，加贝母；阴虚者，合四物汤。

开关散 能清诸风，止头目痛。

抚川芎（一钱） 杭白芷（八分）

银锁匙 能止烦渴，退口烧。

天花粉（八分） 元参（一钱）

四物汤

生地（三钱） 当归（二钱） 川芎（八分） 白芍（八分，酒炒）

镇惊丸 （一名四神散） 凡喉证已平，兼服此丸。

山药（四两） 桔梗（二两） 栀炭（二两） 甘草（一两） 上气者加广陈皮（一两）

上为细末，米糊为丸，如莲子大，朱砂为衣。每服一丸，薄荷灯心汤化下。

辛乌散（一名角药）

赤芍梢（一两） 草乌（一两） 桔梗（五钱） 荆芥穗（五钱）

甘草（五钱）　柴胡（三钱）　赤小豆（六钱）　连翘（五钱）　细辛（五钱）　紫荆皮（一两）　皂角（五钱）　小生地（五钱）

上诸药味不宜见火，置日中晒燥，其为细末，收入瓷瓶，勿令走气。临用以冷水调噙口内，取风痰如神。若痰涎极盛，加摩风膏浓汁四五匙，其力愈速。凡颈项及口外红肿，即以角药敷之，亦可用角药作洗药，以荆芥同煎水频频洗之，洗后仍调角药敷上，若悬痈风，加南星末少许。

摩风膏

川乌尖（即大川附子之尖，每用尖一个，以乳钵底浓磨汁入角药）灯心灰（五分）

回生丹（即冰硼散）　治一切喉证，有奇功。

大梅片（六厘）　麝香（四厘）　硼砂（一钱）　提牙硝（三分用萝卜同煮透，再撼入清水内，露一夜沉结成马牙者，佳）

共研极细末，以洁净为妙，入瓷瓶封固。临用挑少许吹患处，开关后次日并体虚头晕者，即宜去麝香（名品雪丹）；毒肿渐平，并用刀破后者，再去牙硝（麝硝双去者名吕雪丹），加青黛（名青雪丹）。

真功丹　凡孕妇患喉证者宜用此。

大冰片（一分）　真熊胆（一钱，阴干，临用乳细末）　芦甘石（一钱，用羌活煎汤煅七次，飞去脚，晒干用）　硼砂（一钱）　牙硝（二分）

共乳极细末。吹患处，毒肿渐平，去硝。刀破后须用吕雪丹。

消芦散　此方因患者畏刀，以此熏破，虽易见效，不能速于收功。

茜草（一两）　金毛狗脊（五钱）　唐蜜根（一两，即紫荆皮根）芦根（二两，去皮）

上用米醋同药贮小罐内，以厚纸封口极固，放水中煮好，口上开一小孔如箸头大，对肿处熏，若一时未破，加巴豆七粒去壳同入煮，再熏，神妙（若破后不能速于收功吹生肌散）。

万益丹　凡刀误用，致血流不止，以此吹上，血即止。

滴乳香（一两，去尽油）　没药（一两，去尽油）　真血竭（一两）　明硼砂（一两）

研极细末。每用少许，吹入刀患处，效。

生肌散

赤石脂（一两，水飞数次再用）　乳香（一两，去尽油）　没药（三钱，去尽油）　轻粉（二钱五分）　硼砂（二钱五分）　龙骨（一两，火煅红淬入米醋内水飞）　孩儿茶（二钱五分）　大梅片（三分）

研极细末。每于患处，略用少许。

凡病愈之后，以六味地黄汤，去山萸，加麦冬、沙参调之。

枢扶氏曰：以上皆原书秘方也，今广搜诸名家奇方于后，以补是科之不足焉。

消瘤碧玉散　专治喉瘤郁热之证。

硼砂（三钱）　冰片（三分）　胆矾（四分）

共研极细末。用时以箸头蘸药点患处，自效。

紫雪散　治一切咽喉肿痛，及重舌、重腭、舌疔等症。

犀角尖（一两）　石膏（一两）　升麻（八钱）　羚羊角（一两）　元参（二两）　甘草（八钱）　寒水石（一两）　沉香（五钱，锉末）　木香（五钱）

用水五碗，煎药至约剩一碗，将渣用绢滤去，再将汤煎滚，投提净朴硝三两六钱，文火慢煎，俟水气将尽欲凝结之时，倾入洁净碗内，加下朱砂三钱，大梅片一钱，金箔一百张，各预研细和匀，将药碗安入冷水盆中，候冷，凝如雪，俟干，再研细，收固。凡大人每用一钱，小儿二分，十岁者五分，徐徐咽之，即效。或用灯心汤化服亦可，若咽喉肿痛等症，吹之亦效。

蜡矾丸　治喉风穿腮出脓者。

黄蜡（一两）　枯矾（五钱）　乳香（一钱五分，去尽油）　没药（一钱五分，去尽油）

后三味，共为细末，即用黄蜡为丸。每服二钱，开水送下。

捷妙丹　治双单蛾风神方。

牙皂角（一两，切碎）　丝瓜子（一两二钱）

二味，用新瓦文火炙干，为细末，加冰片少许，收固。每吹入鼻中，打喷一二次即消，在左吹右，在右吹左，双蛾者，左右并吹。

严氏赤麟散　治一切喉痹、缠喉、双单蛾、叉喉恶证，吹之立吐痰涎，即时获效，可代针刀，真神丹也。只喉癣、咽疮虚证勿用。

真血竭（五钱）　巴豆（七粒，去壳）　明矾（一两）

上三味，打碎同入新砂锅，炼至矾枯为度，每两加大梅片三分，硼砂二钱，共研极细，收固。用时以冷茶漱口，吹患处立效。枢扶氏曰：此环山方，岫云山人家藏秘方也。治喉风诸症，实有奇功，余经验屡屡，其效不可胜言。

雄黄解毒丸　治一切急喉痹极危症。

明雄黄（一两）　川郁金（一两）　巴豆（十四粒，去壳并去尽油）

共研细，醋煮面糊为丸，如绿豆大。每服七丸，清茶送下，吐去痰涎立效。如至死者，心头犹热，灌药不下，即以铁匙挖开口灌之，若得下咽，无有不活。如小儿惊热痰涎壅塞，或二丸三丸，量大小加减服之，亦神效。

万应丹　治一切咽喉口舌肿闭，并穿腮腐臭延烂等症，其验甚速，真神方也。

建青黛（水飞，去渣晒干，五钱）　鸡肶皮（洗炙干，一钱）　牛胆硝（三钱）　山栀仁（拣净仁炒黑碾细末，三钱）　黄连末（三钱）　生黄芩（三钱）　真熊胆（一钱）　人中白（取经霜雪多年者，火煅三次，五钱）　大红绒灰（一钱）　西牛黄（一钱）　雄黄（一钱）　青梅干（煅存性，五钱，临时加才妙）　硼砂（三钱）　枯矾（二钱）　儿茶（三钱）　铜青（二[①]钱）　珍珠（一分）

以上各研极细末和匀，加真麝香五分，大梅片七分，再研和匀，入瓷罐内以乌金纸塞紧口，每用少许吹患处，日夜徐徐吹之，流出痰涎渐愈。如有腐臭，急用蚌水洗净，或用猪牙草圖柏子和捣，加水去渣洗净，再以前药去青梅干，加滴乳香去油二钱，吹用。

制青梅法：大青梅一斤去核，略捣碎入白矾、食盐各五钱，拌和再加蜒蝣[②]，不拘多少，层层间之，一日夜取梅晒干，收尽汁再晒干，煅灰存性，临用加入。

制胆硝法：冬月约入朴硝在黑牛胆内，挂在风前一百二十日，去皮用硝，此乃第一应验神方[③]也。

青冰散　专治喉闭双单蛾有奇功。

胆矾（二钱）　硼砂（二钱）

共研末，取青鱼胆一个，将药末入胆内，阴干去皮，再研极细，加冰片二分，收固，每遇喉闭，双单蛾等症，以男左女右，吹入鼻中，自效。

火刺仙方　治一切喉痹、缠喉、胀满气塞不通，命在顷刻者，须急用之。

---

① 二：有容斋本作"一"。

② 蜒蝣：有容斋本作"蝣蜒"。

③ 神方：有容斋本作"奇而又神之方"。

法用巴豆油涂纸上，捻作条子，火上点着，烟起即吹灭，令病人张口急刺于喉间，俄然吐出紫血，即时气宽能言，及啜粥饮，再用药随治之，便立愈矣。夫咽喉诸疾，发于六腑者，如引手可探及刺破，或前诸方治之，即效。若发于五脏者，则受毒牢深，而手法药力难到，惟用油纸捻刺，乃为第一也。盖热则宣通，故以火治之，火气热处，使巴油皆到，又以火散结，以巴泻热邪，以烟吐出痰涎，此一举三善之捷法也。

碧雪散 治咽喉闭塞，痰涎壅盛。

灯心灰（二钱） 硼砂（一钱）

上为细末，每用少许，吹入喉中，即吐出痰涎自效。

碧玉丹 治喉风急闭等症。

胆矾（三钱） 白僵蚕（六钱，炒去丝嘴拣直者佳）

上为细末，加麝香一分，每用少许，吹喉中立验。

绛雪[①] 治咽喉肿痛，咽物妨碍，及喉癣、口舌生疮等症。

寒水石（二钱） 蓬砂（一钱） 辰砂（三钱） 大梅片（三分）孩儿茶（二钱）

为[②]极细末，每用一字，掺于舌上，津液咽之，或吹患处，真妙方也。

金锁匙 治喉闭、缠喉风，痰涎壅塞，口噤不开，汤水难下等症。

焰硝（一两五钱） 硼砂（五钱） 片脑（三分） 雄黄（二钱）白僵蚕（一钱）

各另研细末，再和匀收固，每吹少许，入患处痰涎即出。

推车散 专治牙痈、骨槽风生多骨者，吹入神效。

---

① 雪：有容斋本此字后有"丹"。

② 为：有容斋本此前有"上"字。

取推车虫（即䗪螂）炙研极细末，每一钱加入干姜末五分，同乳细收固。每用少许，吹入患处孔内，若孔内有骨，次日不痛，而骨自出。凡吹过周时，而无骨出者，则知内无多骨也。

刻欢丹（又名过街笑） 专治风火虫牙疼痛，无不神效。

蟾酥（一钱，陈酒化透） 五灵脂（一钱） 麝香（八分）

共研极细末，和捣为丸，以二百粒为则，即用新零绸包，以丝线扎固，再藏瓷瓶内。每取一丸，咬噙于痛牙缝中，俟丸化，即痊愈。

灵丹 专治一切牙痛，无不立验，此不易得之方也。

防风 北细辛 黄芩 石膏 元参 羌活 荆芥 小生地 连翘 黄柏 甘草 白芷 白菊花 栀仁 川芎 百部 薄荷（以上各二钱五分） 真黄连（三钱）

上药，共为粗末，置大铜锅内，外用甘草五钱，煎水一大碗，将药拌匀，再取潮脑三两，研碎分作五七次，用洒药上，再以大碗盖住[①]药上，又用石膏和灰面盐水调匀，密糊碗口不可泄气，煮长香一炷方可起下，将上升在碗的灵丹，用竹刀刮下，仍将渣用甘草水拌匀，复洒潮脑于上，如此升取五七次，候药性升尽为度，再以瓷瓶收固，凡牙疼擦上，立止如神。

证治汤头备录

秘授甘露饮 治真阴亏竭，火炎灼肺，虚损失血，内热发为咽疮、喉癣等症。

取童便半酒坛，要坛口大者。先用铁丝做四股络子，悬饭

---

① 住：有容斋本作"在"。

碗一个于坛内，约离童便三寸许，再用铅打成帽笠式倒置坛口上，四围用盐泥封固，外加皮纸数层糊密，勿令泄气。再用砖搭成炉式，将坛放上，用桑柴文武火炼烧一炷香，去火候温，再将铅笠轻轻取起，勿令泥灰落下，则坛中所悬碗内，自有清香童便露一碗，取出另倾茶碗内，与病者服下。每日早晚共服二盅，自有神效。取童便须择无病无疮疖者五六人，每早烹好松萝茶一大壶，令各童饮下，俟便出时去头去尾不用，取中间者，以坛盛之。此环山方子岫云秘传之仙方也，识者珍之。

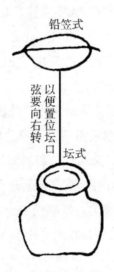

清露饮 治咽干塞疼，脉虚大者。

天冬（一钱，去心） 麦冬（一钱，去心） 生地（一钱） 熟地（二钱） 钗斛（八分） 桔梗（八分） 枳壳（八分，麸炒） 甘草（六分）

上加枇杷叶一片（蜜炙，刷去毛），水二盅，煎八分，食后服。

少阴甘桔汤 治慢喉风证。

元参（八分） 桔梗（八分） 川芎（四分） 柴胡（五分） 广皮（六分） 甘草（六分） 黄芩（三分） 升麻（二分）

加葱白一根，为引，水煎服。

黄连解毒汤 治重腭等症。

黄连　黄柏　黄芩　生栀子（各一钱五分）

水煎服。

益气清金汤 专治喉瘤之症。

人参（二钱）　茯苓（一钱）　桔梗（三钱）　黄芩（二钱）　麦冬（钱半）　陈皮（一钱）　栀仁（一钱）　薄荷（一钱）　甘草（一钱）紫苏（五分）　牛蒡子（钱半，炒）　川贝母（二钱，去心）

加淡竹叶三十片，水煎，温服。

逍遥散 治肝家血虚火旺，头痛目眩，颊赤口苦，倦怠烦渴，抑郁不乐，咽喉干痛无形，妇人经水不调，脉弦大而虚。

柴胡（一钱）　当归（一钱）　白芍（一钱）　甘草（五分）　白术（一钱）　茯苓（一钱）

上水二盅，加煨姜一片，薄荷五分，煎八分，食远，温服。薛立斋，加丹皮（一钱）、黑山栀（一钱）。

二陈汤 治湿痰为患，及骨槽风等症。

陈半夏（三钱，九制者佳）　广陈皮（三钱，去净白）　白茯苓（二钱）　生甘草（一钱）

上加白芥子二钱，炒研，引用生姜三片，水煎服。

阳和汤 专治骨槽风。

大熟地（一两）　鹿角胶（三钱，石碎，隔水顿冲服）　上肉桂（一钱）　白芥子（二钱，炒研末）　生甘草（一钱）　姜炭（五分，即炮姜）　麻黄（五分）

麻黄得熟地不发表，熟地有麻黄不腻膈，神用在斯。水三盅，煎至五分，食远服。

阳和丸 专治骨槽风证。

上交桂（一两）　黑炮姜（五钱）　麻黄（三钱）

共研细末①，炼蜜为丸。每服须加前二陈汤同煎，为妙。本方勿增减出入。

犀黄丸　治一切骨槽风，并患乳岩、瘰疬、痰核、横痃、肺痈、小肠痈、流注等症。

犀黄（三分）　乳香（一两，灯心炒去油）　没药（一两，制②同上）真麝香（钱半）

共研细末，取粟米饭一两，捣为丸，如绿豆大，晒干忌烘。每服三钱，热陈酒送下，饮醉盖被取汗出，醒后痈消而痛自息矣。

附：走马牙疳证

证以走马名者，言其疾速③，失治即殒故也。盖齿属肾，与胃相通，肾主一身之元气。凡受积热火毒，疳气即奔上焦。或于麻痘之后，及伤寒杂证热病而成，或因平昔过服助阳热药，并饮毒所中。凡初起口气甚臭，名臭息；次第齿黑，名崩砂；盛则龈烂，名溃槽；热血迸出，名宣露。极甚者，牙脱落，名腐根，既脱齿不复回生矣。可见此症，贵乎速治也。

凡牙疳初起，黑烂腐臭出血者，宜服芦荟消疳饮。若脾胃虚者，宜兼服人参茯苓粥，吹以神功丹，若痘疹后余毒所中者，宜服清疳解毒汤。外势轻者，俱用人中白散擦之，若坚硬青紫渐腐穿腮齿摇动者，宜芦荟散擦之。凡牙疳见红血流者，吉。

---

① 细末：有容斋本此前有"极"字。

② 制：有容斋本此后有"法"字。

③ 疾速：有容斋本作"速疾"。

如顽肉不脱，腐肉渐开掀肿，外散臭气，身热不退，俱属不治。

又牙疳五不治症，齿落无血者，不治；腮崩唇破者，不治；黑腐不脱者，不治；臭气异常者，不治；服药不效者，不治。

芦荟消疳饮

芦荟（五分，生） 牛蒡子（五分，炒研） 元参（五分） 桔梗（六分） 川黄连（八分） 薄荷（六分） 栀仁（五分） 生甘草（四分） 升麻（二分） 石膏（三钱） 羚羊角（一钱，另磨） 银柴胡（五分）

加淡竹叶五片为引。水二盅煎至六分。食远服、症重者。分两加一倍。

人参茯苓粥

人参（一钱） 白云苓（六钱）

共研末，同粳米一茶盅熬成粥，先以盐汤将口漱净，再食粥。

清疳解毒汤

人中黄（五分） 川黄连（六分） 元参（六分） 牛蒡子（一钱） 北柴胡（五分） 防风（五分） 生石膏（二钱） 犀角（一钱，另磨并服） 知母（八分） 生甘草（三分） 连翘（八分，去心） 荆芥（八分） 淡竹叶（一钱）

加灯心五十寸，水二盅，煎服。若呕吐，加芦根五钱。

神功丹　专治一切牙疳，有神效。

人中白（二两） 黄柏（六钱） 青黛（六钱，水飞） 薄荷叶（六钱） 儿茶（一两） 冰片（六分）

为极细末，日用七八次，涎外流不止者，吉。若无涎，则毒气内攻，即属不治之症。

每以韭菜根煎水，频漱。

炼人中白法：取多年溺壶内底上所起者为最，其次即妇人溺桶内所起者，亦可。无论多寡，总取大块，放瓷盆内，置屋上，任其霜压雨淋风吹日炽，如此一二年，或多年更妙，取下放新瓦上，以炭火炼红烟尽为度，再研细收贮候用，愈陈愈妙。

人中白散（一名异功散）

白霜梅（二钱） 人中白（五钱，火煅） 枯白矾（二钱） 大梅片（二分）

共研细末，先用韭根萝茶煎浓汁，乘热以鸡翎蘸洗患处，去净腐肉见鲜血，再敷此药。若烂至咽喉者，以芦筒吹之。

戍骨丹 治走马牙疳，并痘后牙疳。

取白色狗屎，于长流水中淘出白骨，漂极净，瓦上炙黄，研极细，入麝香少许，擦疳上数次愈。

芦荟散

芦荟（二钱） 黄柏（五钱） 白人言（五分，用红枣五枚去核，每枣纳入人言[1]一分，火烧存性）

共研细末，先用米泔水漱净疳毒，再敷齿患处效。

独胜丹 治一切牙疳穿腮破唇，实有奇效。

取白茄蒂，不拘多少，阴干，瓦上炙燥，为细末，加冰片少许，收固。每吹患处，即愈[2]。

紫花散 治小儿口疳，神验。

甘蔗皮烧灰，研末，加冰片一字，掺[3]之。

赤霜散 专治走马牙疳，延烂穿腮不堪，危险之症。

用红枣一枚去核，入红砒如黄豆大一粒，扎好放瓦上炙至

---

① 人言：即砒霜。砒霜原产信州（今江西上饶），故又有信石等名，后隐"信"为"人言"。

② 愈：有容斋本作"效"。

③ 掺：有容斋本作"擦"。

枣上起白烟，俟烟尽取下盖熄候冷，加冰片一字，研极细。吹患处，效速如神，若久烂之孔，亦能生肌捷速也。

圣功丹 治一切牙疳，有奇效。

硼砂（五分） 蒲黄（一分） 人中白（二分） 马勃（一分） 儿茶（一分） 甘草节（八厘） 僵蚕（五厘） 冰片（五厘） 麝香（四厘）

上为细末，收固。水漱口净，吹之，数次即愈。此方出于岫云山人，而其功效过于神功丹、人中白散诸方。若疳重，加青黛、黄柏等分。

保元丹 凡牙疳久不愈者，吹之，无不神验。

取稻草不拘多少，密扎成把，候冬至日放露天粪缸内，至春分取起，于长流水中洗净污秽，置屋上，任日炽雨淋雪压，愈陈愈妙。再将草烧成黑灰，研末，每两加冰片三分，和乳极细。吹患处，立效。

枢扶氏曰：以上牙疳诸方，乃广搜各名家要义，及友人秘授者，皆经应验之方也，后之治者，认证勿差，用药勿错，安有不效？至于临证变通，又存乎其人耳。

梅涧医语（论喉间发白证）

喉间发白之症，予经历十余，俱已收功。此症属少阴一经，热邪伏其间，盗其肺金之母气，故喉间起白。缘少阴之脉循喉咙系舌本，治法必以紫正地黄汤为主，方除紫荆皮、茜草二味。此二药开结破肝血之燥热，今喉间之白，因邪伏于少阴肾经，蓄久而发，肝失水养，非喉本症风热结于血分可比，故此二药最不相宜，用之复伤其阴，而白反弥漫不解，只用紫正汤，微加细辛清解少阴之邪。初服一二剂，其白不增不减，略转微黄色，十有九治。若服药后，白反蔓^①延呛喉，是邪伏肾经，肾阴已伤，元气无从送邪，即不治矣。此症服药，大便解出结粪，地道通而肺气行，邪从大便出，其白即转黄色，七日后愈矣。可知邪伏少阴，盗其母气，非臆度也。

又论喉间发白治法及所忌诸药

喉间起白如腐一症，其害甚速。乾隆四十年前无是症，即有亦少。自廿年来患此者^②甚多，惟小儿尤甚，且多传染。一经误治，遂至不救，虽属疫气为患，究医者之过也。按白腐一症，即所谓白缠喉是也，诸书皆未论及，惟《医学心悟》言之，至于论治之法，亦未详备。缘此症发于肺肾，凡本质不足者，或遇燥气流行，或多食辛热之物，感触而发。初起者发热，或不发热，鼻干唇燥，或咳或不咳，鼻通者轻，鼻塞者重，音声清亮气息调匀易治，若音哑气急即属不治。近有好奇之辈，一遇此症，即用象牙片动手于喉中妄刮其白，益伤其喉，更速其死，岂不哀哉！余与既均三弟疗治以来，未尝误及一人，生者甚众。经治之法，不外肺肾，总要养阴清肺，兼辛凉而散为主。

养阴清肺汤

大生地（二钱）　麦冬（一钱二分）　生甘草（五分）　元参（钱半）贝母（八分，去心）　丹皮（八分）　薄荷（五分）　炒白芍（八分）不用引

质虚，加大熟地，或生熟地并用；热甚，加连翘，去白芍；燥甚，加天冬、茯苓。

---

① 蔓：有容斋本作"漫"。

② 者：有容斋本此前有"症"字。

如有内热及发热，不必投表药，照方服去，其热自除。

吹药方

青果炭（二钱） 黄柏（一钱） 川贝母（一钱） 冰片（五分）
儿茶（一钱） 薄荷叶（一钱） 凤凰衣（五分）

各研细末，再入乳钵内和匀，加冰片乳细。

喉间起白所切忌药味

麻黄（误用咽哑，不可救） 桑白皮（肺已虚，不宜泻） 紫荆皮
（破血，不可用） 防风（不可用） 杏仁（苦降，更不宜） 牛蒡子（能
通十二经，不可用） 山豆根（不可用） 黄芩（过清凉） 射干（妄用
即哑） 花粉（不可用） 羌活（过发表切不可用） 桔梗（肺虚不宜升）
荆芥（不可用）

咽喉诸症禁忌

凡咽喉诸症，切不可发表，虚证不宜破血。

暂受风寒喉痛治法

清解汤

防风（八分） 桔梗（六分） 牛蒡子（八分） 甘草（五分） 秦
艽（一钱） 川芎（五分） 薄荷（五分） 枳壳（八分） 当归（一钱）
引加葱白二寸，宜停荤腥。

卷　下

喉风针诀

喉风诸症，皆由肺胃脏腑深受风邪，郁热风火相拎，致气血闭涩，凝滞不能流行，而风痰得以上攻，结成种种热毒。故宜以针法开导经络，使气血通利，风痰自解，热邪外出，兼有诸药奇方，层层调治其症，安有不效？针曰：气针诚为诸药之先锋，乃喉风之妙诀。功效可胜言哉！凡临诸症，先从少商、少冲、合谷，以男左女右，各依针法刺之。若病重者，再从囟会、前顶、百会、后顶、风府、颊车、风池诸穴针之，留肩井、尺泽、曲泽、小海、少海、商阳、中冲、照海、足三里、隐白诸穴，看病势轻重用之，不可一时针尽。如遇喉风极重之症，方可周身用针，开通周身经络，使风热结邪得杀其势，而气血遂能流利运行，佐以奇药内治，自无不神效。若针路无血，乃风热壅塞，则受郁邪日深，最为险症，多致不救。是科临证，每于针下便能①判定吉凶，有心究此，宜细思详察焉。

---

① 便能：有容斋本无此二字。

附：纂神应经用针咒法

咒曰：天灵节荣，愿保长生，太玄之一，守其真形，五脏神君，各保安宁，针一下，万毒潜形，急急如令敕。凡摄针默念咒一遍，吹气在针上，想针如火龙，从病人心腹中出，其病速愈。按针用咒法，非出《素问》意。但使针时，专心于内，不致外驰也。

论针形至微何能补泻

譬曰：如气球焉，方其未有气也，则恢塌不堪蹴踢，及从窍吹之，则气满起胖，此虚中则补之之义也。去其窍之所塞，则气从窍出，而球复恢塌矣，此实中则泻之之义也。

针法主治歌

火针主刺周身病，淫邪溢于肌体中，为风为水关节痹，关节一利大气通。

火针者，即古人之燔针也。凡周身之淫邪，或风或水溢于肌体，留而不能过于关节，壅滞为病者，以此刺之，使关节利大气通，则淫邪壅于经络，风、虚、肿、毒，伤于肌体者，皆可去也。

行针次第法十二歌

一取穴歌

取穴先将爪切深，须教毋外慕其心，令他荣卫无伤碍，医者方堪入妙针。

凡下针用左手大指甲重切，所针之穴，令气血开，教病者心专于内，不要外驰，然后下针，使针不伤荣卫，方堪入妙。

二持针歌

持针之士要心雄，手如握虎莫放松，欲识机关三部奥，须将此理再推穷。

凡下针之时，须心小力雄，以右手持气针于穴上，势若握虎，不敢放松，着力漫旋，插直至应止之处，吸气三口，然后方提针徐徐而出。凡机关三才奥理，欲先识于心，而行于针者，须将此再三推究可也。

三温针歌

温针之理最为良，口内温和审穴方，毋令冷热相争抟，荣卫宣通始安详。

凡下针必先将所用之①针入于口中，使针尖温热，审定穴所，方可刺下，勿令冷热相争，庶血气调和，而得安详也。

四进针歌

进针理法取关机，失经失穴最不宜，阳经取陷阴经脉，三思已定针自愈。

凡下针要病人神气定息数匀，医者亦如之关机，最切忌太

---

① 所用之：有容斋本无此三字。

忙，须细审经络穴所在何部分，不可轻施其针，失于经络穴所也。如在阳部，必取筋骨间陷下之处，则不伤于筋骨；如在阴分郄腘之内，动脉相应间，则以爪重切经，少待片时，方可进针，而不伤于荣卫。又必三思已定，然后①下针，病可愈矣。

五指循歌

部分经络要指循，只为针头不紧沉，推则行之引则止，调和血气使来临。

凡下针若气不至，用指于所属部分经络之路，上下左右推而行之，引而止之，往来循之，使血气上下均匀，针下自然气至沉紧，得气即泻之意也。

六摄法歌

摄法原因气滞经，大指爪中切莫轻，以指持针待气至，邪气流行针自轻。

凡摄针者，因针下邪气滞涩不行也。随经络上下，用大指爪甲重切之，使正气流行，则邪气不能滞涩，而针下自觉活动矣。

七退针歌

退针手法理须知，三才诀内总元机，一部六数三吸气，须臾病痛自然除。

凡退针全在手法三才之内，皆有要诀元机，不可不识。如欲退针，必须缓缓而出，自地部退至人部，再渐退至天部。俱用少阴之六数泻之，每一部六数，须要少停，三部共行三六一十八数②，令病人吸气三口，随吸随提，徐徐退至天部，疾病自然愈矣。

---

① 然后：有容斋本作"后方"。

② 数：有容斋本作"部"。

八搓针歌

搓针泻气最为奇，气至针缠莫就移，浑如搓线悠悠转，急则缠针肉不离。

搓针者，凡进退搓捻，皆催其气至，以泻邪气也。如觉针下气紧，切勿就移用，须以泻法，但微微动转，如搓线之状，若转之太紧，必至肉缠针头，邪气滞涩而不能除矣。

九捻针歌

捻针指法不相同，一般在手两般功，内外转移行上下，助正祛邪疾自轻。

凡捻针时，虽一般在手，而指法不同，故功有两般也。如欲治上，则大指向外捻，外捻者，令其气向上也。如欲治下，则大指向内捻，内捻者，令其气至下也。内捻为之补，外捻为之泻，如经络向下者，转针头逆之，则为迎也；经络向上者，移针头顺之，则为随也。指法得宜，则正气自复，而邪气自退矣。

十留针歌

留针取气候沉浮，出入徐徐必逗留，能令荣卫纵横散，巧妙元机在指头。

留针者，凡出针至于天部，入针至于地部，须在皮肤肌肉间，徐徐容留，令荣卫宣散，方可出针入针。若出针太急，则血随针出，反伤荣卫，其巧妙元机，全在指头之间也。

十一摇针歌

摇针三部皆六摇，依次推排在指梢，孔穴大开无窒碍，邪气退除病自消。

摇针者，如出针三部，欲泻之际，每一部摇二三摇，多者不过六摇而已。以指捻针，如扶人头摇之之状，使孔穴开大，无有窒碍，庶邪气退除而病自愈矣。

十二拔针歌

拔针之时切莫忙，闭门存神要精详，不沉不紧求针尾，此诀须当韫锦囊。

凡针毕，拔针最要精详，不可轻率忙乱也。如欲出针，须待针下气缓，不沉不紧，觉轻动滑快，方以右指捻住针尾，以左手大指按其针穴及穴外之皮，令针穴门户不开，神气内存，然后拔针，庶不致于出血，此针家要诀，须当韫于锦囊也。

针略

夫用针者，先明其孔穴，补虚泻实，送坚付濡，以急随缓，荣卫常行，勿失其理。故为针者，勿离乎心口。如衔索目，欲内视消息，气血不得妄行。凡针入一分，则知天地之气；针入二分，则知呼吸出入，上下水火之气；针入三分，则知四时五行，五脏顺逆之气。凡针皮毛腠理者，勿伤肌肉；针肌肉者，勿伤筋脉；针筋脉者，勿伤骨髓；针骨髓者，勿伤诸经络。若误伤之，魂魄神志知气失乱，反误人也，学者慎之《千金》。

针禁忌法

大寒无刺（《素问》云：天寒无刺，天温无疑）；月生无泻；月满无补；新内无刺，已刺无内；大怒无刺，已刺无怒；大劳无刺，已刺无劳；大醉无刺，已刺无醉；大饱无刺，已刺无饱；大饥无刺，已刺无饥；大渴无刺，已刺无渴；月郭空无治。

凡乘车来者，须令卧以休息，如食顷，乃可刺之。步行来者，令坐以休息，如行十里顷，乃刺之。若大惊大恐者，必俟定其气，乃刺之（《千金》）。

问针入几分留几呼

答曰：不如是之相拘也。盖肌肉有浅深，病去有迟速，若肌肉厚实处，则可深；若浅薄处，则宜浅。病去则速出针，病滞则久留针，为可耳（《素问·针刺》）。

论泻要诀

《神应经》云：取穴既正，左手大指掐其穴，右手置针于穴上，令患人咳嗽一声，随咳内针至分寸。候数穴针毕，停少时，用右手大指及食指持针，细细摇动，进退搓捻，其针如手颤之状，谓之催气，约行五六次，觉针下气紧却用泻法，如针左边，用右手大指食指持针，以大指向前，食指向后，以针头轻提往左转，如有数针，俱依此法。俱转毕，仍用右手大指食指持针，却用食指连搓三下（谓之飞），仍轻轻提往左转，略退针半许（谓之三飞），依此法行至五六次，觉针下沉紧，是气至极矣。再轻轻提往左转，一二次。欲出针时，令病人咳嗽一声，随咳出针，此之谓泻法也（《大成》）。

论补要诀

凡人有疾，皆邪气所凑，虽病人瘦弱，不可专行补法。经曰：邪之所凑，其气必虚。如患目赤等疾，明是邪热所致，可专行泻法治之，其余诸疾，只宜平补平泻，须先泻后补，谓之先泻邪气，后补真气，此乃先师不传之秘也。今行补法者，令病人吸气一口，随吸转针，如针左边，捻针头转向右边，以我之右手大指食指持针，以食指向前，大指向后，仍捻针深入一二分，使真气深入肌肉之分，如有数穴，依此法行之既毕。停少时，却用手指于针头上，轻弹三下，如此三次，仍用我左手大指食指持针，以大指连搓三下（谓之飞），将针深进一二分，以针头向左边（谓之三进三飞），依此法行至五六次，觉针下沉紧，或针下气热，是气至足矣，即令病人吸气一口，随吸出针，急以手按扪其穴，此谓之补法是也（《大成》）。

枢扶氏曰：凡补法者，假如此穴合针入五分，须先针入二分，候针下得气再入二分，是至四分，又候得气更针入一分，总共五分止，然后急出针，即以左手大指急按所针穴孔，勿令出血，是为补也。凡泻法者，假令此穴合针五分，便即入五分，候约得气，便将针退出二分，少停又退出二分，是共提出四分，再少停候得气，又起针慢慢拔出，不用手闭其针孔，令其气出，或血出，是为泻法也。

中指定同身寸图

男左女右，手中指第二节，屈指两纹尖，相去为一寸，取稻秆心量，或薄篾量，皆易折而不伸缩为准，用绳则伸缩不便，故不准。

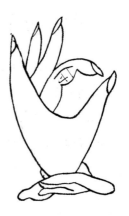

行针分寸歌

行针分寸中指传，屈指中节两纹尖，男左女右童稚一，长短肥瘦审经权。

法以中指第二节，屈指两纹尖，相去为一寸，童稚亦如之。虽人身有长短肥瘦不同，凡入针之分数，亦有不一，而身形长者，其指节亦长，身形短者，其指节亦短，但随其长短，以取分寸，则自准矣。肥人肌肉肥厚，血气充满，宜刺三分半；瘦人肌肉瘦薄，血气未盛，宜刺二分。然虽如此，犹有经有权，不可执一而论，如遇不肥不瘦之人，只在二三分之间。酌量取之，至于心领神会，又当存乎其人矣。

四季针灸坐向歌

针灸原来宜坐向，理从四季顺自然，东南西北四维向，迎以生气本乎天。

四季人神所在禁忌针灸歌

四季人神所在处，禁针忌灸莫妄施，春在左胁秋在右，冬在腰间夏在脐。

四季人神所在之处，谓人之神气初动之处，同乎天地之流行也。禁针灸者，恐伤生气也。凡人神常在心，至春在左胁者，肝主升也；秋在右者，肺主降也；冬在腰者，肾主藏也；夏在脐者，脾主化也。

逐日人神所在禁忌针灸歌

一日足大（足之大指）二外踝，三日股内四在腰，五口六手七内踝，八腕九尻十背腰，十一鼻柱二发际，三牙四胃五遍身，六胸七气（气冲也）八股内，九足二十内踝寻，二十一手小（手之小指）二外踝，三日肝足四手明（手阳明），五足（足阳明）六胸七在膝，八阴（男女前阴中也）九胫晦跌停（足之十指岐骨也）。

十干人神所在禁忌针灸歌

甲不治头乙喉头，丙肩丁心戊腹中，己脾庚腰辛膝位，壬肾癸足忌灸针。

十二支人神所在禁忌针灸

子日（在目） 丑日（在耳） 寅日（在胸，又云面口） 卯日（在鼻及脾） 辰日（在腰） 巳日（在手又云头口） 午日（在心腹） 未日（在足） 申日（在头并肩腰） 酉日（在背及胫） 戌日（在喉咽头）亥日（在头并臂胫膝）

十二时人神所在禁忌针灸

子时（在踝） 丑时（在头） 寅时（在耳，一云在目） 卯时（在面耳） 辰时（在口项） 时（在乳，一云在肩） 午时（在胸胁） 未

时（在腹）　申时（在心）　酉时（在膝背脾）　戌时（在腰）　亥时（在股）

禁针穴歌（共三十一穴）

禁针穴道要分明，脑户囟会及神庭，络却玉枕角孙穴，颅囟承泣随承灵，神道灵台膻中忌，水分神阙并会阴，横骨气冲手五里，箕门承筋及青灵，乳中上臂三阳络，二十三穴不可针，孕妇不宜针合谷，三阳交内亦通论，石门针灸应久忌，女子终身无妊娠，外有云门并鸠尾，缺盆客主人莫深，肩井深时人闷倒，三里急补人还平。

禁灸穴歌（共四十七穴）

禁灸之穴四十七，承先哑门风府逆，晴明攒竹下迎香，天柱素髎上临泣，脑户耳目瘈脉通，禾髎颧髎丝竹空，头维下关人迎等，肩贞天牖心俞同，乳中脊中白环俞，鸠尾渊腋如周荣，腹哀少商并鱼际，经渠天府及中冲，阳池阳关地五会，漏谷阴陵条口逢，殷门中脉承扶忌，伏兔髀关连委中，阴市下行寻犊鼻，诸穴休将艾火攻。

针灸诸则

一、凡诸病之作，皆由血气壅滞不得宣通，宜用针刺者，以针法开导之，当用灸者，以灸法温暖之。凡治毕，须好持护，忌生冷醋^①滑等物，若不知慎，必反生他疾。

二、凡针刺大法，多宜在午时之后，不宜在午时之前。

三、凡灸法，须先发于上，后发于下；先发于阳，后发于阴。

四、凡微数之脉，及新得汗后者，并忌灸。

五、凡用火补者，勿吹其火，必待其从容彻底自灭，灸毕即可用膏贴之，以养火气，若欲报者，直待报毕，贴之可也。

六、凡用火泻者，可吹其火，傅其艾宜于速迅，须待灸疮溃发，然后贴膏，此补泻之法也。

诸症针刺要穴

喉痹、叉喉、缠喉、斗底

天突　廉泉　后顶　风府　风池　合谷　商阳　中冲　少泽　少商　然谷　照海　三阳交　足三里

双单乳蛾、燕口

后溪　少冲　少商　合谷　风池

牙关紧闭、口眼歪斜、搜牙、悬痈

颊车　承浆　合谷　鱼际　足三里

枢扶氏曰：以上诸穴，皆急治喉风等症之要穴法也，其余诸穴，切勿妄行针灸，必须谨遵古法，庶不有误，慎之慎之。

制针法

制针须用马嚼环铁，以马属午，午属火，火克金，取克制，能解铁毒之义也，故本草用马衔铁作医针为妙。若以真金制针，用之更佳。其煅炼之法，以马衔铁琢作二寸长，或三寸，不拘

---

① 醋：有容斋本作"酸"。

长短，要光圆尖者数针，三棱式者数针，以便分症从穴按用，不可过于尖锋，恐易折针于肉内也。次以蟾酥涂针尖上，入火中微煅，不可令红，取起复照前涂酥，煅三次，乘热插入腊肉皮之里肉之外，将后药用水三碗煎沸，次入针肉在内，煮至水干，倾于清水中，待冷将针取出，于黄土中插百余下，以去火毒再用，细石打磨净及端直，仍用松子油涂之，当常近人气为妙。

煮针药方

麝香（五分） 胆矾（一钱） 朱砂（三钱） 没药（三钱） 郁金（三钱） 川芎（三钱） 归尾（三钱） 磁石（一两） 石斛（二分） 皂角（二钱） 穿山甲（三钱） 甘草节（五钱） 沉香末（五钱） 北细辛（三钱）

以上诸药，能引气味入针内。

正面气针要穴图（缺）

任脉穴

任脉起于会阴，循腹上行，会于咽喉，至承浆止。凡二十四穴，是科只用璇玑、天突、廉泉、承浆四穴（后载会阴一穴，云：凡喉风禁针，故不列入总条）。

承浆（一名天池，一名悬浆） 在颐前下唇棱下陷中。经云：足阳明任脉之会。刺二分，留五呼，灸三壮，主治口眼㖞斜，口噤不开，暴喑不能言，偏风半身不遂。刺三分，徐徐引气而出，一云疗偏风口㖞面肿，消渴饮水不休，口齿疳蚀生疮，灸之亦佳，日可七壮，至七七壮止，即血脉宣通，其风应时立愈。艾炷不必大，但令当脉即能愈疾。《千金》云：小儿唇紧，灸三壮。《百症赋》云：泻牙痛而即移。《通元赋》云：治头项强。

廉泉（一名本池，一名舌水） 在颔下结喉上中央舌本下，仰面取之。经云：阴维、任脉之会，按《刺疟论》所载云：舌下两脉者，廉泉也。《气府论》曰：足少阴舌下各一。《卫气篇》曰：足少阴之标，在背腧与舌下两脉。然则廉泉非一穴，当是舌根下之左右泉脉，而且为足少阴之会也。刺三分，留三呼，灸三壮，主治咳嗽喘息，上气吐沫，舌纵舌下肿难言，舌根缩急不食，涎出口疮。

《百症赋》云：兼刺中冲穴，堪攻舌下肿痛。

天突（一名玉户） 在结喉下三寸宛宛中，阴维任脉之会。刺五分，留三呼，灸二壮，低头取之，主治上气哮喘，咳嗽喉痹，五噎肺痈，吐咯脓血，咽肿暴喑，身寒热咽干，舌下急，不得下食等症。

璇玑 在天突下一寸陷中，仰头取之。刺三分，灸五壮，主治胸胁满，咳逆上气，喘不能言，喉痹咽肿，水饮不下，实症。

会阴（一名屏翳） 在大便前小便后，两阴之间。任脉别络，侠督脉冲脉之会，任督冲三脉所起，任由此而行腹，督由此而行背，冲由此而行少阴之分，宜灸不宜针，主治阴寒阴中诸病，凡喉风禁针。

手太阴肺经穴

手太阴肺经，起于中府，出腋下，循臂内行人寸口，至鱼际，出大指之端，止于少商。凡十一穴，今录六穴。

中府（一名膺中俞）　在云门下一寸，去任脉中行华盖穴旁横开六寸，乳上三肋间陷中，动脉应手，仰而取之，手足太阴之会。刺三分，留五呼，灸三壮，主治肺急胸满，涕浊喉痹，气逆善噎，食不下，肺风面肿，肺胆寒热。此穴主泻胸中之热，其治与缺盆风府多同。

云门　在中府上直行一寸六分陷中，动脉应手，举臂取之。刺三分，灸五壮。《甲乙经》云：刺太深令人逆息。《千金》云：灸五十壮，主治咽痛喉闭，瘿气伤寒四肢热不已，咳逆短气上冲心胸等症。

天府　在臂臑内廉腋下三寸动脉陷中，用鼻尖点墨到处是穴。刺三分，留三呼，禁灸，灸之令人气逆，主治暴痹内逆，肝肺相抟，血溢口鼻，飞尸鬼注。《百症赋》云：兼合谷可追鼻中衄血。

尺泽　在肘中约纹上，屈肘横纹筋骨罅中，动脉是也，手太阴所入为合。肺实泻之，刺三分，留三呼，灸三壮。甄权云：臂屈伸横纹之间，筋骨罅中，不宜灸。主治呕吐上气，喉痹腹痛，心烦舌干，及小儿慢惊风，可灸一壮。《千金翼》云：邪病四肢重痛，诸杂证候，尺泽主之，一名鬼堂。又云：五般肘痛寻尺泽。

鱼际　在手大指本节后内侧陷中，散脉中，白肉际，手太阴所溜为荣。刺二分，留三呼，灸三壮。主治咽喉干燥，乳痈舌上黄，身热恶寒酒病。《百症赋》云：兼腋门能治喉痛。一传齿痛不能食饮，左患灸左，右患灸右，男三灸，女四灸。

少商　在手大指内侧端，去爪甲角如韭叶，白肉宛宛中，手太阴所出为井。刺一分，留三呼五吸，宜用三棱针刺，微出血泄诸脏之热，不宜灸。主治项肿喉痹，烦心呕哕，雀目不明，唇干唾沫，饮食不下，手弯指痛，小儿乳蛾。《乾坤生意》云：此为十井穴，凡初中风暴卒，昏沉痰涎壅盛，牙关紧闭，水粒不下，急以三棱针刺此穴，及少冲、中冲、关冲、少泽、商阳，使血气流行，乃起死回生急救之妙穴也。

手厥阴心包络经穴

心包络经，起自天池，循胸中出胁下，入肘内曲泽，下臂行循中指出其端，终于中冲。凡九穴，今录四穴。

天池（一名天会） 在乳后一寸，腋下三寸，著胁直腋撅肋间气府。《论注》曰：在乳后同身寸之二寸，手厥阴足少阳之会。刺三分，灸三壮。主治胸胁烦满，头痛寒热疟。《千金》云：治颈漏瘰疬，灸百壮。

天泉（一名天湿） 在曲腋下，去肩臂二寸，举臂取之。刺六分，灸三壮，一曰刺二分。主治恶风寒胸胁痛。

曲泽 在肘内廉横文①陷中，筋内侧动脉，屈肘得之。

手厥阴所入为合。刺三分，留七呼，灸三壮。主治咽喉疼痛，身热烦渴，臂肘摇动掣痛不可伸。

中冲 在手中指端，去爪甲如韭叶陷中，手厥阴所出为井。刺一分，留三呼，灸一壮。主治热病汗不出，头痛如破，身热如火，心痛烦满，舌强痛。《神农经》云：治小儿夜啼多哭，灸一壮，炷如小麦。《百症赋》云：兼廉泉堪攻舌下肿痛，一云主治神气不足，失志，灸三壮。《乾坤生意》云：此为十井穴，凡

---

① 文：纹理。

中风痰涎壅盛，牙关紧闭，及喉痛药水不下，急以三棱针刺少商、少冲并此穴，使血气流通，乃起死回生之妙诀。

手少阴心经穴

手少阴心经，起于极泉，终于少冲，脉起心中，出属心系下膈络小肠；其支者，从心系上侠咽系目系；其直者，复从心系却上肺，下出腋下循臑内后廉，行手太阴肺，心主之后，下肘内循臂内后廉，抵掌后锐骨之端，入掌内后廉，循小指之内出其端。凡九穴，今取二穴。

少冲（一名经始） 在手小指内侧端，去爪角如韭叶，手少阴所出为井。刺一分，留一呼，灸一壮。主治热病烦满，心火炎上，眼赤血少，呕吐血沫，口热咽酸，乍寒乍热，臑臂内后廉痛，手弯不伸。《乾坤生意》云：此为十井穴，凡中风跌倒，卒暴昏沉，双单蛾痹，喉紧不开，以三棱针刺此穴，及少商诸穴，使血气流通，乃救急之要法也。

通里 在腕侧后一寸陷中。手少阴络，别走手太阳经。刺三分，灸三壮。主治热病头痛目眩，喉痹苦呕，肘臂肿痛。《神农经》云：治目眩头疼，可灸七壮。马丹阳云：治欲言声不出，实则四肢重，头腮面颊红，喉闭气难通，不能饮食，以三棱针微刺出血，不宜灸。

足阳明胃经穴

足阳明胃经之脉，起于鼻之交頞中旁，约太阳之脉，下循鼻外，上入齿中，还出侠口环出唇下交承浆，却循颐后下廉出大迎，循颊车，上耳前，循发际至额颅；其支者，从大迎前下人迎，循喉咙入缺盆下膈属胃络脾；其直者，从缺盆下乳内廉，下挟脐入气街中；其支者，起于胃下口，循腹里，下至气街中，而合以下髀关，抵伏兔下膝膑中，下循胫外廉，下足跗入中指外间；其支者，下廉三寸，而别入中指外间；其支者，别跗上大指间出其端。凡四十五穴，今取八穴。

头维 在额角入发际，神庭旁开四寸五分，足少阳阳明之会。刺三分，没皮向下，禁灸。主治头风疼痛如破，目疼泪出不明。《玉龙赋》云：兼攒竹能治目痛头痛。

颊车（一名机关，一名曲牙） 在耳下曲颊端，近前陷中，侧卧开口取之。刺三分，灸三壮，一曰灸七壮，至七七壮，炷如小麦。主治中风牙关不开，失音不语，口眼㖞斜，颊肿齿痛，不能嚼物，颈强不得回顾。凡口眼㖞斜者，㖞则左泻右补，斜则左泻右补[1]。《灵光赋》云：针齿痛。

地仓（一名会准） 夹口吻旁四分外如近下微有动脉，若久患风，其脉亦有不动者。手阳明、足阳明、任脉、阳跷之会。刺三分，留五呼，灸七壮，病左治右，病右治左，若过大口反㖞，却灸承浆即愈。主治偏风口眼㖞斜，牙关不开，齿痛颊肿。《灵光赋》云：地仓能止口流涎。

缺盆（一名天盖） 在肩上横骨陷中，为五脏六腑之通。刺三分，留七呼，灸三壮，刺太深令人逆息，孕妇禁针。主治喉闭汗出，瘰疬寒热，缺盆中肿外溃，伤寒胸中热不已。

阴市（一名阴鼎） 在膝上三寸，伏兔下陷中，拜而取之。刺三分，留七呼，禁灸。主治腰膝寒如注水，痿痹不仁，不

---

[1] 左泻右补：有容斋本作"右泻左补"。

得屈伸，寒疝小腹痛满少气。《千金》云：水肿腹大，灸，随年壮。

犊鼻 在膝膑下胻骨上，骨解大筋陷中，形如牛鼻，故名。一曰在膝头下，近外窟解中，刺六分，灸三壮，一曰刺三分。主治膝痛不仁，难跪起，脚气。《灵光赋》云：善治风邪湿。

足三里（即下陵穴） 在膝眼下三寸，胻骨外廉大筋内宛宛中，坐而竖膝低跗取之，极重按之，则跗上动脉正矣，足阳明所入为合。刺五分，留七呼，灸三壮。《千金》云：灸二百壮，至五百壮止。一云：小儿忌灸三里，三十外方可灸，不尔反生疾。秋月不宜出血，恐土虚也。主治胃寒心腹胀痛，逆气上攻，脏气虚惫，胃气不足，恶闻食臭，腹痛肠鸣，食不化，大便不通，小肠气。《华陀》云：疗五劳七伤，羸瘦虚乏瘀血乳痈。《外台·明堂》云：人年三十已外，若不灸三里，令气上冲目使眼无光，盖以三里能下气也。《千金》云：凡邪病大呼骂走，三里主之，名鬼邪。《太乙歌》云：兼束骨刺，治项强肿痛，体重腰瘫。又云：合太冲中封，治行步艰难。《百症赋》云：兼阴交，治中邪霍乱。《天星秘诀》云：兼二间，治牙疼头痛，并喉痹小便不利等症。

厉兑 在足大指次指之端，去爪甲如韭叶。按《本输》篇曰：厉兑者，足大指内次指之端也，《经脉》《经筋》等篇，俱云中指。《缪刺》篇曰：邪客于足阳明之络，刺足中指次指爪甲上，各一痏。据此诸篇之说，可见中指次指之间，皆阳明脉所发也。足阳明所出为井。刺一分，留一分①，灸一壮。主治面肿喉痹、齿龋恶风。《百症赋》云：与隐白相偕，治梦魇不宁。

---

① 分：有容斋本作"呼"。

足太阴脾经穴

足太阴脾经之脉，起于大指之端，循指内侧白肉际过核骨后，上内踝前廉，上腨内循胫骨后，交出厥阴之前，上膝股内前廉，入腹，属脾络胃，上膈侠咽，连舌本，散舌下；其支者，复从胃别上膈注心中。凡二十一穴，今取四穴。

隐白 在足大指内侧端，去爪甲如韭叶，足太阴所出为井。刺一分，留三呼，宜灸三壮。主治中痛呕吐，食不下，及足寒不得温，妇人月事过时不止，刺之立愈，小儿客忤惊风。

三阴交 在内踝上，除踝三寸，骨下陷中，足三阴之交会。刺三分，留七呼，灸三壮，凡妊妇不可刺。主治脾胃虚弱，心腹胀满，不思饮食，妇人产难，月水不禁，赤白带下，宜先泻后补，凡小肠疝气，外肾偏坠，小便不通，浑身浮肿，宜先补后泻。《千金》云：内踝上三寸绝骨宛宛中，灸五十壮，主咳逆虚劳，筋骨挛痛，喉痹项颈满，肠痔逆气痔血阴急等症。又云：男女梦与人交泄精，三阴交灸五壮，梦泄神良。昔有宋太子善医术，出逢一妊妇。太子诊之曰：是一女也。徐文伯亦诊曰：此一男一女也。太子性急欲剖视之。文伯曰：臣能针而落之。为泻三阴交，补手阳明合谷，应针而落，果如文伯之言。故妊娠不可刺此穴，且能落死胎也。

阴陵泉 在膝下内辅骨下陷中，伸足取之，或曲膝取之，与少阳经阳陵泉内外相对，一曰稍高一寸，足太阴所入为合。刺五分，留七呼，灸三壮。主治腹中寒痛，胀满喘逆，不得卧，小便不通，阴痛，足膝红肿。《通元赋》云：能开通水道，喉痹胸满。

血海（一名百虫窠）　在膝膑上一寸，内廉白肉际陷中，一云在膝内辅骨上横入五分。刺五分，灸五壮。主治肾脏风，两腿疮痒，湿不可当，妇人月事不调，带下，先补后泻。《百症赋》云：兼地机，治妇人经事之改常，又云兼冲门，治痃癖有验。《灵光赋》云：兼气海疗五淋证。

侧面气针要穴图（缺）

背面气针要穴图（缺）

督脉穴

督脉起于少腹以下骨中央，女子入系廷孔，其孔溺孔之端也，其络循阴器，合篡间绕篡后，别绕臀至少阴，与巨阳中络者，合少阴上股内后廉贯脊，属肾，与太阳起于目内眦，上额交颠，上入络脑还出别下项，循肩膊内侠脊抵腰中，入循膂络肾，其男子循茎下至篡，与女子等，其少腹直上者，贯脐中央，上贯心入喉上颐，环唇上系两目下中央，按督脉始于长强，循行背中，上脊至风府，入属于脑，终于龈交。凡二十八穴，今取十三穴。

长强（一名气之阴郄，一名橛骨，《灵枢》谓之穷骨，亦名骨骶）　在脊骶骨端，伏地取之，督脉之络，别走任脉足少阴所结。刺二分，留七呼，灸三壮。主治腰脊强急，不可俯仰，肠风下血，五痔五淋，下部疳蚀，小儿囟陷，惊痫瘛疭，脱肛泻血，此穴为五痔之本。《玉龙赋》云：兼承山灸痔最妙，一经验，治少年注夏羸瘦灸此最妙。

痖门（一名喑门，一名舌厌，一名舌横）　在项后入发际五分宛宛中，仰头取之，督脉阳维之会入系舌本。刺二分，不可深，禁灸，灸之令人哑。主治颈项强急不语，诸阳热盛，衄血不止。《百症赋》云：兼关冲，治舌缓不语为紧要。

风府（一名舌本）　在项上入发际一寸，大筋内宛宛中，疾言，其肉立起，休言，其肉立下，督脉阳维之会。《热论》曰：巨阳者，诸阳之属也，其脉连于风府。刺三分，留三呼，禁灸，灸则令人喑。主治中风舌缓，咽喉肿痛，伤风头痛，项急不得回顾，狂走悲恐，惊悸欲自杀。一云：主泻胸中之热，与大杼、缺盆、中府同。《席宏赋》云：风府风池寻得到，伤寒百病一时消。又云：从来风府最难寻，须用功夫度浅深，倘若膀胱气未散，更宜三里穴中寻。《通元赋》云：风伤项急求风府，一传治感冒风寒呕吐不止。

脑户（一名迎风，一名会额，一名合颅）　在枕骨上强间后一寸五分，一曰在发际上二寸，督脉足太阳之会。禁刺灸，刺中脑户令立死，亦不可灸，灸之令人喑（此不在十三穴之数）。

强间（一名大羽）　在后顶后一寸五分。刺二分，灸五壮，一曰禁灸。主治头痛项强，目眩脑旋，烦心呕吐涎沫。《百症赋》云：兼丰隆，治头痛难禁。

后顶（一名交冲）　在百会后一寸五分，枕骨上。刺二分，灸五壮。主治颈项强急，咽喉疼痛，恶风目眩。

百会（一名三阳五会，一名颠上，一名天满）　在前顶后一寸五分，头中央旋毛心容豆许，直两耳间上对是穴，督脉、足太阳之会，手足少阳、足厥阴俱会于此。刺二分，灸五壮。《甲乙经》曰：刺三分，灸三壮，一曰灸头项不得过七七壮。主治头风头痛，耳聋，鼻塞鼻衄，中风口噤不开，或多悲哭，小儿风痫惊风，脱肛久不瘥。一曰：百病皆治，宜刺此二分，得气即泻。《席宏赋》云：兼太冲照海阴交，治咽喉疾。

前顶 在囟会后一寸五分骨陷中，一云在百会前一寸。刺二分，灸五壮。主治头风目眩，面赤肿，小儿惊痫，鼻多清涕，颈项肿痛，咽喉诸症。《神农经》云：治小儿急慢惊风，可灸三壮，艾炷如小麦。

囟会 在上星后一寸陷中。刺二分，灸五壮，小儿八岁以前禁针，盖其囟门未合，刺之不幸令人夭。主治脑虚冷痛，头风肿痛项痛，饮酒过多，头皮肿，风痫清涕。一云治目眩面肿，鼻塞，不闻香臭，可灸二七壮，初灸即不痛，病去即痛，痛即罢灸。若是鼻塞，灸至四日渐退，七日顿愈。针入二分，留三呼，得气即泻。凡头风生白屑多睡，针之弥佳，针讫，以末盐生麻油相和揩发根下，即头风永除。

上星（一名神堂） 在鼻直上入发际一寸陷中，可容豆。刺三分，留六呼，灸五壮，一云宜三棱针出血，以泻诸阳之热气。主治头风头痛，鼻血鼻涕鼻塞，目眩不能远视睛痛，以三棱针刺，即宣泄诸阳热气，无令上冲头目。《玉龙赋》云：治鼻渊头风。

神庭 直鼻上入发际五分，发高者发际是穴，发低者加二三分。督脉、足太阳、阳明之会。灸三壮，禁刺，刺之令人癫狂面肿目失明。一曰灸七壮，至三七壮。主治头风目泪诸症，凡喉风切禁针灸。

素髎（一名面王） 在鼻端准头。刺一分，禁灸。主治鼻中瘜肉不消，多涕。一曰治酒酢风，用三棱针出血效。

水沟（一名人中）　在鼻下人中陷中，督脉、手足阳明之会。刺三分，留六呼，得气即泻，灸三壮，炷如小麦，然灸不及针。主治中风口噤，牙关不开，卒中邪恶鬼击，不省人事。《神农经》云：治小儿急慢惊风，灸三壮，炷如小麦。

龈交（齿根肉）　在唇肉上齿缝中，任督二经之会。刺三分，逆刺之，灸三壮。主治面赤心烦痛，鼻生息肉不消，目泪多眵赤痛，牙疳肿痛，小儿面疮久癣不除，点烙亦佳。《百症赋》云：专治鼻痔。

手阳明大肠经穴

手阳明大肠之脉，起于大指次指之端，循指上廉，出合谷两骨间，上入两筋之中，循臂上廉，入肘外廉，上臑外前廉，上肩出髃骨之前廉，上出于柱骨之上会，下入缺盆，络肺下膈属大肠。其支者，从缺盆上颈贯颊，入下齿中，还出侠口交人中，左之右，右之左，上侠鼻孔终于迎香。凡二十穴，今取七穴。

商阳（一名绝阳）　在手食指内侧，去爪甲角如韭叶，手阳明所出为井。刺一分，留一呼，灸三壮。主治胸中气满、喘咳、口干、颐肿、齿痛目盲。《乾坤生意》云：此为十井穴，凡初中风跌倒，卒暴沉昏，牙关紧闭，咽喉肿痛，药水不下，急以三棱针刺此穴，及少商、中冲、少冲，使血气流通，乃急救回生之妙诀。

合谷（一名虎口）　在大指次指岐骨间陷中，手阳明所过为原。刺三分，留六呼，灸三壮。主治头痛脊强，面肿目翳，发热恶寒，口噤不开，喉闭乳蛾等症。一云能下死胎，妇人妊娠补合谷即堕胎。《千金》云：产后脉绝不还，刺合谷，入三分急补之。《百症赋》云：兼天府，治鼻衄。马丹阳天星十二穴云：疗头痛并面肿，齿龋鼻衄血，口噤不开言，针入五分深，能令病自安。

阳溪（一名中魁） 在手腕中上侧两筋间陷中，手阳明所行为经。刺三分，留七呼，灸三壮。主治狂言喜笑见鬼，热病烦心喉闭，耳鸣齿痛，目赤烂翳，寒热痎疟。《席宏赋》云：兼二间，治牙痛喉痹。

手三里 在曲池下二寸，兑肉之端，按之肉起。刺三分，灸三壮。主治齿痛颊肿，瘰疬手臂不仁。

曲池 在肘外辅骨屈肘曲骨之中，以手拱胸取之，手阳明所入为合。刺七分，留七呼，灸三壮，一云百壮。主治手臂红肿肘中痛，偏风半身不遂，皮肤干燥痂疥，妇人经脉不通。马丹阳天星十二穴云：善治肘中痛，偏风手不收，挽弓开不得，举臂莫梳头，喉痹促欲死，发热更无休，遍身风癣癞，针着即时瘳。《席宏赋》云：兼合谷，治手不如意。

五里 在肘上三寸，行向里大脉中央。一云在天府下五寸，禁刺。灸三壮，一曰十壮，主治肘臂疼痛难动，寒热，瘰疬。

巨骨 在肩尖上行两叉骨间陷中，手阳明阳跷之会。刺六分，灸三壮五壮，一曰禁刺。主治惊痫吐血，胸中有瘀血，臂痛不得伸屈。

手太阳小肠经穴

手太阳小肠之脉，起于小指之端，循手外侧上腕出踝中，直上循臂骨下廉出肘内侧，两骨之间，上循臑外后廉，出肩解绕肩胛交肩上，入缺盆，络心，循咽下膈抵胃，属小肠。其支者，从缺盆循颈上颊至目锐眦，却入耳中。其支者，别颊上𬺓，抵鼻至内眦，斜络于颧。凡十有九穴，今取三穴。

少泽（一名小吉）　在手小指外侧端，去爪甲角一分陷中。《甲乙经》曰：在小指之端，去爪甲一分陷中，手太阳所出为井。刺一分，留二呼，灸一壮。主治疟疾，寒热汗不出，喉痹舌强，心烦咳嗽，颈项痛不可顾，目生翳。《乾坤生意》云：此为十井穴，凡初中风痰涎壅盛，咽喉闭塞，急以三棱针刺少商、商阳、中冲、少冲及此穴，使血气流通，乃起死回生急救之妙穴。

后溪　在手小指本节后外侧，横纹尖上陷中，仰手握拳取之。一云在手腕前外侧拳尖起骨下陷中，手太阳所注为腧。刺一分，留二呼，灸一壮。主治疟疾寒热，目翳鼻衄，耳聋胸满，项强等症。捷法云：疗头项强痛，腮颊红肿，咽喉塞闭，水饮不下，心肺二经热病，双蛾喉痛，肺与三焦热病，单蛾咽肿，上下牙两颊疼痛，牙关紧急不开，颈项红肿，肾虚头痛，肝厥头晕，并醉后头风。

少海　在肘内大骨外去肘端五分陷中，屈手向头取之，手太阳所入为合。刺二分，留七呼，灸五壮。主治肘臂肩臑颈项痛，咽喉牙龈疼痛。

足少阳胆经穴

足少阳胆经之脉，起于目锐眦，上抵头角，下耳后，循颈行手少阳之前至肩上，却交出手少阳之后，入缺盆；其支者，从其后入耳中，出走耳前至目锐眦后；其支者，别从锐眦下大迎合手少阳抵于頔，下加颊车，下颈合缺盆，以下胸中，贯膈络肝属胆，循胁里出气街，绕毛际横入髀厌中。其直者；从缺盆下腋，循胸过季胁，下合髀厌中以下，循髀阳出膝外廉，下外辅骨之前，直下抵绝骨之端，下出外踝之前，循足跗上入小指次指之间；其支者，别跗上入大指之间，循大指岐骨内出其端，还贯爪甲出三毛。凡四十三穴，今取九穴。

瞳子髎（一名太阳，一名前关） 在目外去眦五分，手太阳、手足少阳三脉之会。刺三分，灸三壮。主治头痛目痒，外眦赤痛，翳膜青盲，远视䀮䀮，泪出多眵。一云兼外泽，能治妇人乳肿。

听会（一名听河，一名后关） 在耳前陷中，一云耳珠下开口有空，侧卧张口取之。刺四分，灸三壮。主治耳聋耳鸣，牙车脱臼，齿痛，中风瘈疭㖞斜。《玉龙赋》云：治耳聋腮肿。

完骨 在耳后入发际四分，足太阳、少阳之会。刺三分，留七呼，灸三壮。主治头痛风，耳鸣，齿龋牙车急，口眼㖞斜，喉痹颊肿，瘰疬便赤，足痿不收。

阳白 在眉上一寸，直瞳子。《甲乙经》曰：足少阳、阳维之会。《气府论》王氏注曰：足阳明阴维之会。刺二分，灸三壮。主治头痛目昏，背寒栗，重衣不得温。

临泣 在目上直入发际五分陷中，正睛取之，足太阳、少阳、阳维三脉之会。刺三分，留七呼，灸三壮，一曰禁灸。主治鼻塞目眩生翳，惊痫反视，胁下痛，疟疾夕发。

正营 在目窗后一寸，足少阳阳维之会。刺三分，灸三壮。主治头痛目眩。齿龋痛，唇吻强急。

承灵 在正营后一寸五分，足少阳阳维之会。刺三分，灸五壮，一曰禁针。主治脑风头痛，恶风鼻塞不通。

脑空（一名颞颥） 在承灵后一寸五分，夹玉枕骨下陷中。《气府论》王氏注曰：夹枕骨后枕骨上，足少阳阳维之会。刺四分，灸五壮。主治劳瘵身热羸瘦，脑风痛，颈痛不可忍，鼻衄耳聋等症。

风池 在耳后颞颥后脑空下发际陷中，按之引耳。一云耳后陷中，后发际大筋外廉。足少阳阳维之会。刺四分，灸三壮七壮，艾炷不用大。主治中风偏正头痛，目眩赤痛泪出，牙关紧喉咙疼痛，汤水不能入。

肩井（一名膊肩） 在肩上陷解中缺盆上大骨前一寸半[①]，以三指按取之，当中指下陷者中。手足少阳、阳明、阳维之会。刺五分，灸三壮，孕妇禁针。一曰此足阳明之会，连五脏气，若刺深令人闷倒，速补三里，凡针肩井者，皆以三里下其气。一曰此脏气所聚之处，不宜补。主治中风气塞，涎上不语，头项颈痛，臂不能举，或因扑伤腰痛，脚气上攻，若妇人难产坠胎后，手足厥逆。针之立愈，若灸更胜。

《千金》云：凡产难针两肩井一寸泻之，须臾即生矣。《百症赋》云：治乳痈极效。

阳陵泉 在膝下一寸外廉陷中，尖骨前筋骨间，蹲坐取之。主治偏风半身不遂，足膝冷痹不仁，无血色，脚气筋挛。《增治法》云：治筋软筋缩疼，寒热头痛，口舌咽喉及头面肿，胸胁胀满，心中怵惕，此为筋会，故治筋病。

足临泣 在足小指次指本节后间陷中，去夹溪一寸五分。足少阳所注为腧。刺二分，留五呼，灸三壮。主治胸满气喘，目眩心痛，季胁支满，乳痈，妇人经水不利。《千金》云：颈漏腋下马刀，灸百壮。

---

① 半：有容斋本作"五分"。

窍阴　在足小指次指端，去爪甲如韭叶。足少阳所出为井。刺一分，留三呼，灸三壮。主治胁痛咳逆不得息，手足烦热汗不出，痈疽口干头痛，喉痹舌强，耳聋，转筋肘不能举。

足少阴肾经穴

足少阴肾经之脉，起于足小指之下斜趋足心之涌泉穴，出于然谷之下，循内踝之后，别入跟中，以上腨内，出腘内廉，上股内后廉，贯脊属肾，络膀胱。其直者，从肾上贯肝膈，入肺中，循喉咙侠舌本。其支者，从肺出络心，注胸中。凡二十七穴，今取三穴。

涌泉（一名地冲）　在足心陷中，屈足卷指宛宛中。足少阴所出为井。刺三分，留三呼，灸三壮。主治喘咳有血，心中结热，目眩颈痛，身热喉痹，足胫寒痛，转筋热厥，五指尽痛，足不践地。

然谷（一名龙渊，一名然骨）　在足内踝前，起大骨下陷者中。足少阴所溜为荥。刺二分，留三呼，灸三壮，一曰刺不宜见血。主治喘呼烦满咳血，喉痹消渴，舌纵心恐，少气涎出，小腹胀，妇人阴挺出，月经不调，初生小儿脐风撮口。此穴主泻肾脏之热，若治伤寒，亦宜出血。《百症赋》云：此穴易醒脐风。

照海　在足踝内下一寸陷中容爪甲。一云在内踝下四分，微前高骨陷中，前后有筋上有踝骨，下有软骨，其穴居中。《神农经》云：在内踝直下白肉际是穴，阴跷所生。刺四分，留六呼，灸三壮；一曰刺三分，灸七壮。主治咽干呕吐，腹中气痛。《拦江赋》云：治噤口喉风，用三棱针出血即安。《席宏赋》云：兼百会太冲阴交，治咽喉疾。

足太阳膀胱经穴

足太阳膀胱之脉，起于目内眦，上额交颠。其直者，从颠入络脑，还出别下项，循肩膊内侠脊抵腰中，入循膂，络肾属膀胱；其直者，从腰中下侠脊贯臀入腘中；其直者，从膊内左右别下贯胛，侠脊内过髀枢，循髀外从后廉下合腘中，以下贯腨内，出外踝之后，循京骨至小指外侧，终于至阴。凡六十三穴，今取五穴。

睛明（一名泪孔） 在目内眦外一分宛宛中，《气府论》注曰：手足太阳、足阳明、阴阳跷五脉之会。刺一分，留六呼，灸三壮。《甲乙经》曰：刺六分，一曰禁灸。主治目痛视不明，见风泪出，胬肉攀睛，白翳眦痒，疳眼头痛目眩。凡治雀目者，可久留针，然后速出之。《席宏赋》云：治目若未效，并合谷、光明不可缺。《灵光赋》云：治胬肉。

攒竹（一名始先，一名员柱，一名夜光，一名光明） 在眉头陷者中。刺一分，留六呼，不宜灸。《甲乙经》云：灸三壮。《明堂》用细三棱针刺之，宣泄热气，眼目大明刺三分，出血。主治目视肮肮泪出，目眩瞳子痒，眼中赤痛，及腮脸瞤动不卧。《玉龙赋》云：兼头维，治目疼头痛。

通天（一名天归） 在承光后一寸五分，一曰横直百会旁一寸五分。刺三分，留七呼，灸三壮。主治头旋项痛不能转侧，鼻塞，偏风口㖞，衄血，头重耳鸣青盲内障。

大杼 在项后第一椎下两旁，相去脊中各二寸陷中，正坐取之。《海论》曰：冲脉者，其输上在于大杼。《气穴论》曰：督脉别络，手足太阳三脉之会。刺三分，留七呼，灸五壮，一曰禁灸，非有大急不可灸也。主治伤寒汗不出，腰脊项背强痛不得卧，喉痹烦满，头痛咳嗽，膝痛不可伸屈。

至阴 在足小指外侧，去爪甲角如韭叶。足太阳所出为井。刺一分，留五呼，灸三壮五壮。主治风寒头重，鼻塞目痛生翳，胸胁痛，转筋心烦，足下热，小便不利，失精。《席宏赋》云：专治脚膝肿。《百症赋》云：兼屏翳，治遍身痒痛之疾，张仲文治妇人横产手先出，诸符药不效，为灸右脚小指尖三壮，炷如小麦，下火立产。